CONTRIBUTION A L'ÉTUDE

DE L'ASCITE

CHEZ LE FŒTUS

PAR

Le Docteur Albert ANGELBY

De la Faculté de médecine de Paris.

PARIS

IMPRIMERIE DE LA FACULTÉ DE MÉDECINE

A. DAVY, Successeur de A. Parent

52, RUE MADAME ET RUE CORNEILLE, 3

1887

CONTRIBUTION A L'ÉTUDE

DE L'ASCITE

CHEZ LE FŒTUS

PAR

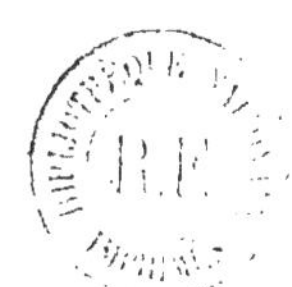

Le Docteur Albert ANGELBY

De la Faculté de médecine de Paris.

PARIS

IMPRIMERIE DE LA FACULTÉ DE MÉDECINE

A. DAVY, Successeur de A. Parent

52, RUE MADAME ET RUE CORNEILLE, 3

1887

A LA MÉMOIRE DE MA BONNE MÈRE

A MON BIEN-AIMÉ PÈRE

A MA CHÈRE SŒURETTE, A MON PETIT FRÈRE

ET A LEUR MÈRE

A MA TANTE JEANNE

A MON ONCLE AIMÉ

A MES DEUX FAMILLES

A TOUS MES AMIS

CONTRIBUTION A L'ÉTUDE

DE

L'ASCITE CHEZ LE FŒTUS

AVANT-PROPOS ET HISTORIQUE

S'il existe dans la science de l'évolution de l'homme une page remplie d'ombre, c'est assurément celle qui raconte sa vie intra-utérine; — s'il est dans son histoire physiologique une période qui n'a pas eu de Michelet, c'est bien l'époque où la mère-nature transforme la simple cellule ovulaire en un être complexe et apte à la vie personnelle ; — si tout un groupe, enfin, des maladies nombreuses qui menacent et assaillent cet être, l'homme, depuis le moment où il apparaît à l'existence jusqu'à la minute où il en sort, reste encore mal connu, presque innommé, c'est bien la série des processus pathologiques qui arrêtent et vicient son évolution pendant les neuf mois d'attente et de préparation solitaires au sein maternel. Nul accident heureux, renouvelé de la légendaire fourchette, n'a donné l'occasion à un autre Labbé de jeter un regard parmi les merveilleuses transformations dont le laboratoire utérin est tout à la fois l'agent et le théâtre et de surprendre sur le fait les secrets du développement tant normal que pathologique de l'œuf humain. Aussi n'y a-t-il point lieu de s'étonner des obscurités qui règnent dans les questions délicates soulevées par ce sujet et des divergences d'opinion qu'elles ont provoquées. Des faits sont acquis, on constate quelques résultats, mais le processus échappe, les phases successives n'ont pu être suivies, et dès lors les interprétations varient.

Parmi les faits pathologiques de l'histoire du fœtus, qui, pleins d'obscurité dans leur filiation originelle et leur développement consécutif, ne révèlent et n'imposent que trop leur existence et leurs conséquences souvent funestes, l'ascite congénitale est un de ceux qui ont le plus souvent exercé la sagacité des physiologistes et des accoucheurs. L'interprétation de sa présence chez un être qui semblait soustrait au plus grand nombre des conditions ordinaires de la genèse ascitique, la recherche des signes et symptômes propres à éclairer la diagnose à son sujet, le choix du traitement à instituer dans les cas de dystocie qu'elle provoque d'ailleurs assez rarement, ont attiré tour à tour l'attention et fait naître nombre de Mémoires. De ces trois questions, la première tient peut-être la plus large place parmi les préoccupations des écrivains de nos jours ; mais nos anciens accoucheurs, gens éminemment pratiques, feignirent presque de l'ignorer et apportèrent tous leurs soins à l'étude des symptômes et du traitement.

Voyez d'ailleurs et lisez.

Guillemeau (1621), le premier en date, croyons-nous, dans les quelques lignes qu'il y consacre (1), nous parlant d'enfants chez lesquels « tête, poitrine ou ventre inférieur sont enflés et remplis de vents ou aquosités », se hâte d'ajouter, sans plus longue explication, qu'il faudra dans ce cas « prendre un petit couteau courbé et tranchant, fendre et inciser la partie dans laquelle seront renfermés les vents et eaux qui sortiront et amoindriront l'enfant, lequel sera après cela plus facilement et avec moins de peine tiré hors du ventre de la mère ».

Puis défilent une série d'observations : Mauriceau (2) (1681), De la Motte (3) (1765), Galetti (4) (1778), P. Portal (5) (1785), presque uniquement conçues au point de vue de l'intervention opératoire. Il nous faut arriver en 1825 pour trouver chez Lamouroux (6) la première description d'autopsie un peu sérieuse.

Dans toute cette période, les auteurs de Traités ou de Mémoires qui ont parlé de l'ascite du fœtus, sont restés eux aussi confinés dans le domaine de la symptomatologie et surtout du traitement. Peu (1694), à propos de deux observations, dans lesquelles l'ascite n'est guère en cause quoi qu'il en dise, puisqu'il s'agit d'enfants

---

(1) *Grossesse et accouchement des femmes.*
(2) *Traité des Maladies des femmes grosses.*
(3) *Traité des accouchements.*
(4) *Journal de Médecine chirurgicale.*
(5) *La pratique des accouchements.*
(6) *Nouvelle Bibliothèque médicale.*

morts, macérés et même putréfiés, est d'avis que (1)
« quand l'enfant est vivant, une ponction avec la lancette
ou l'aiguille suffit. S'il est mort et reconnu tel, on s'en
tire encore plus aisément, parce que, pour lors, on n'a
plus de mesure à garder avec lui : il ne reste qu'à ménager
la mère ». Barbaut (2) (1775) conseille la ponction avec
les doigts ou les ciseaux. Baudelocque (3) (1775), qui
croit la dystocie par l'ascite excessivement rare, fait
remarquer qu'il n'est pas aisé de s'assurer de l'existence
de l'hydropisie abdominale, quand il y a présentation de
la tête qui remplit alors le passage ; tandis que s'il y a
présentation des pieds, là main peut s'introduire le long
des cuisses et aller reconnaître et lever l'obstacle.

A partir de Lamouroux, il semble que l'essor soit
donné aux recherches anatomo-pathologiques. Les
observations se multiplient, et dans la plupart d'entre
elles le paragraphe : nécropsie occupe une place suffisante. C'est ainsi que Moreau (4) (1828), Petit-Mengin (5)
(1833), Cade (6) (1835), Seulen (7) (1835), Kyll (8) (1839),
nous rapportent les lésions variées et les plus disparates
que leur a révélées l'autopsie. Trenel, en 1837, qui, bien
servi par les circonstances — nous devrions peut-être

---

(1) *Pratique des accouchements.*
(2) *Cours d'accouchement.*
(3) *Traité pratique des accouchements.*
(4) *Archives générales de Médecine.*
(5) *Gazette médicale de Paris.*
(6) *The Lancet.*
(7) *Neue Zeitschrift für Geburtskunde*
(8) *Neue Zeitschrift für Geburtskunde.*

dire par la fièvre intermittente endémique en Bresse où
il exerçait, — avait pu rencontrer, tant dans sa pratique
que dans celle de son père, jusqu'à cinq fœtus ascitiques,
réunit dans sa thèse (1) tous les cas d'ascite observés
avant lui. En 1838, Simpson nous donne (2), au sujet de
nombreuses observations recueillies dans sa longue car-
rière, quelques vues générales sur la péritonite du
fœtus, considérée comme cause d'épanchement séreux
intra-abdominal. Puis Depaul (1848), dans un Mémoire
magistral (3), écrit avec la lucidité d'intelligence et la
clarté d'expressions qui caractérisent tous ses ouvrages,
étudie l'ascite comme une des complications ordinaires
de la rétention d'urine chez le fœtus.

A dater de cette époque, les noms des historiens de
l'ascite se pressent sous la plume. C'est Hohl (4) (1850),
qui fait une petite place à l'ascite dans son Mémoire sur
les nouveau-nés en état de souffrance ou de mort. Après
lui, à dix ans de distance l'un de l'autre, Carpentier
d'abord, dans la « Revue médico-chirurgicale de Malgaigne » (1853), Joulin ensuite, dans sa thèse de con-
cours (5) (1863), traitent de la dystocie par l'ascite congé
nitale. En arrivant aux âges contemporains, nous trou-

---

(1) Ascite congénitale, et obstacle apporté à l'accouchement par
cette maladie.

(2) *Edimburgh Medical and Surgical Journal*, 1838. Mémoire sur
la péritonite fœtale.

(3) *De la rétention d'urine chez l'enfant pendant la vie fœtale, considérée comme cause de dystocie.*

(4) *Die Geburten missgestalteter, kranker und todter kinder*, 1850.

(5) *Des cas de dystocie appartenant au fœtus.*

vons une thèse de Strasbourg (Robert 1870) (1), où l'auteur, comme précédemment Joulin et Carpentier et
comme le fera un peu plus tard Hergott (2) (1878), sa-
crifie au côté dystocique toutes les autres faces de la
question.

Tout récemment, Van Gelder (3) en 1879 et Poirier de
Narçay en 1884 (4) publient à Paris un travail d'ensemble sur le sujet qui nous occupe, dans lequel les origines de l'ascite tiennent la place la plus considérable.
Ils arrivent d'ailleurs à des conclusions absolument con-
traires, l'un accusant du méfait l'inflammation du
péritoine, l'autre voyant dans la stase veineuse la prin-
cipale coupable.

Enfin, plus près de nous encore, le hasard de deux observations personnelles des plus probantes fait reprendre
ce débat à Porak (5) (1885) en France, à Truzzi (6)
(1884) en Italie, et Porak avec Van Gelder donne aux
inflammations du péritoine une importance prépondé-
rante dans la pathogénie de l'ascite fœtale, tandis que
Truzzi commente un cas dans lequel la stase veineuse
peut être seule mise en cause.

Nous avons dû écourter cet essai de notice historique, qui pour être complété nous eût demandé encore

---

(1) *De l'ascite du fœtus.*
(2) *Des maladies fœtales qui peuvent faire obstacle à l'accouchement,*
Paris. Thèse d'agrégation.
(3) *De l'ascite congénitale.*
(4) *De l'ascite congénitale.*
(5) *Archives de Tocologie,* 1885.
(6) *Gazetta medica Italo-Lombardo,* 1884.

des pages nombreuses. Les coupures ont principale-
lement porté sur les observations isolées. Nous avons
mentionné quelques-unes des plus remarquables parmi
celles qui ont précédé le Mémoire de Depaul, mais
nous avons négligé même d'entamer l'interminable
et fastidieuse liste de celles qui ont suivi. Nous aurons
d'ailleurs, au cours de notre œuvre, l'occasion de mentionner à un titre ou à un autre la plupart d'entre
elles et de mettre alors en lumière leurs faits les plus
intéressants.

L'idée de ce travail est née dans notre esprit en assistant à une de ces scènes de dystocie dont l'ascite est une
actrice heureusement rare, mais qui déconcertent l'observateur, tant par l'imprévu fréquent de leur apparition, le mystérieux de leur allure et les redoutables aspects de l'obstacle créé, que par la facilité avec
laquelle elles aboutissent à un dénouement heureux,
quand le diagnostic a été élucidé et que le trocart a
crevé le ventre du fœtus. Notre bonne fortune nous fit
rencontrer dans les services d'accouchements de Paris
quelques nouveaux cas d'ascite congénitale, dont l'obli-
geance de nos maîtres, MM. Porak et Pinard, et de
leurs internes ou nos amis, MM. Berthod, Engelbach et
Potocki, à qui nous adressons ici publiquement nos
témoignages de reconnaissance, voulut bien nous com-
muniquer et mettre à notre disposition le récit détaillé.
C'est dans ces observations, toutes inédites à trois excep-
tions près, dans l'exposition de leurs faits et constats,
dans la discussion des questions qu'elles soulèvent, que

réside le peu de neuf et d'intéressant de notre thèse.
Un des jeunes accoucheurs de notre Faculté nous
disait l'autre jour : « Pour moi, tout est noir dans la
question de l'ascite congénitale ». Nous serons satisfait si nous apportons quelques faits nouveaux, quelques
aperçus inédits, comme contribution à l'étude de ce sujet
obscur, et si nous réussissons ainsi à jeter un peu de
jour dans deux ou trois des coins sombres de la question.

Les observations et leur discussion critique formeront
la 1re partie de notre thèse; nous concentrerons dans une
2e partie les considérations éparses qu'auront provoquées
les faits relatés, et nous examinerons brièvement, — tant
d'après les résultats de nos observations personnelles
que d'après les données fournies par la soixantaine de
cas déjà publiés, — à quelles causes multiples incombe
la genèse de l'ascite fœtale, par quels signes elle trahit
sa présence aux yeux de l'accoucheur, de quel poids elle
pèse sur le destin de la grossesse et quels sont enfin les
moyens en notre pouvoir de prévenir ou de combattre
ses effets.

PREMIÈRE PARTIE

OBSERVATIONS

En ouvrant ce chapitre, nous devons commencer par dégager la responsabilité des auteurs des observations ici insérées, en déclarant que, si la substance de ces observations leur appartient, les sommaires qui les annoncent comme les réflexions qui les suivent, sont entièrement et uniquement de nous.

Ceci dit, nous entamons, sans autre préambule, le chapitre clinique.

OBSERVATION I.

(Communiquée par M. Porak, accoucheur à l'hôpital Saint-Louis).

Ascite. — Syphilis de la mère et du fœtus.

Femme C..., 23 ans, entre dans le service le 10 juillet 1884.

Née d'un père tuberculeux que la phthisie a emporté, douzième enfant d'une famille dont la mort a déjà frappé la moitié, la femme C... s'est pourtant bien portée jusque vers l'âge de 17 ans où elle fut atteinte d'une pleurésie ; depuis cette époque, sa santé est moins bonne

Elle a eu une première grossesse qui s'est terminée en sep-

tembre 1883 par un avortement au terme de 7 mois: l'enfant
mort-né avait cessé de remuer depuis 15 jours. La cause paraît
en résider dans une syphilis contractée deux mois auparavant
par la mère. Vers la fin de juillet de 1883, en effet, nous dit-elle
elle a vu apparaître à la commissure droite des lèvres un
chancre, dont elle garde encore la cicatrice. Après ce chancre
elle a eu des plaques muqueuses à la gorge, dans la bouche,
à la vulve et à l'anus. Elle porte encore des ganglions volumineux dans le cou. Aucun traitement n'a été suivi par la
malade.

La grossesse actuelle paraît dater de fin novembre, époque
des dernières règles, et n'aurait guère dès lors plus de 8 mois
d'âge. Elle s'est passée d'ailleurs sans accidents. Les premières
douleurs ont apparu vers le milieu de la nuit dernière; ce
matin, 10 juillet, à 10 heures, la dilatation est complète; on
rompt les membranes; l'enfant est expulsé spontanément une
demi-heure après, et la délivrance se fait d'elle-même au
bout de quelques minutes.

Le placenta, très-friable, très-épais, pèse 935 gr. Le cordon
est infiltré. Le liquide amniotique a été assez abondant.

L'enfant, du sexe féminin, ne pèse que 1075 gr. La respiration, difficile à s'établir, n'a duré qu'un quart d'heure.

A l'*autopsie* on constate : Ascite, liquide jaune filant, sous
lequel péritonite aiguë généralisée. Des lésions de péritonite
chronique autour de la rate et du foie. Foie énorme, couleur
silex ; rien à la surface, mais à la coupe on tombe sur deux
belles gommes syphilitiques. Rien de caractéristique aux autres
organes.

Ici, l'acteur principal, la note dominante, c'est la syphilis : syphilis maternelle, qui a déjà tué dans l'œuf
avec une rapidité foudroyante un premier fœtus, déjà
vivant cependant et capable de résister, puisqu'il avait
cinq mois, lors de l'apparition de l'ennemie; syphilis

héréditaire, qui s'est traduite chez notre second fœtus par une hépatite nettement spécifique : hypertrophie, couleur silex, parapéritonite, et surtout des gommes, la signature irrécusable. Mais à côté de la syphilis et de ses lésions propres, connues, il semble que l'autopsie ait voulu introduire un autre facteur pour expliquer l'ascite dans le mot de : péritonite aiguë généralisée, sans plus de détails. Nous voilà forcé de nous contenter d'une simple affirmation, car ce n'est pas l'épithète de filant appliquée au liquide péritonéal qui peut suffire comme preuve, alors qu'il n'est question ni d'exsudats ou de pseudhy- mènes émanés du péritoine, ni de fibrine ou de leucocytes dans le liquide. Quoi qu'il en soit, le fait étant acquis, il nous reste à trouver la cause de cette péritonite aiguë généralisée. Devons-nous incriminer la syphilis ? Admettrons-nous qu'elle a produit de prime abord, de toutes pièces, cette inflammation aiguë de la grande séreuse ? ou bien préférerons-nous supposer que la lésion hépatique créée par elle s'est propagée, et que modifiant, en même temps que changeaient les éléments fournis, son habitus et sa nature, l'inflammation de chronique qu'elle était autour du foie, est devenue subitement aiguë en touchant le péritoine libre, — comme il arrive à tels incendies, qui débutent sournoisement, sans flamme, presque sans fu - mée, et qui éclatent soudain bruyamment, aussitôt qu'ils atteignent des éléments plus combustibles ? A vrai dire, chez un être en voie de formation comme le fœtus, siège et source d'une activité génésique incessante, où la vie cellulaire jouit d'une incomparable intensité, où tout est multiplication et prolifération, il ne répugne nulle-

ment d'admettre n'importe laquelle des deux hypothèses :
ou propagation et métamorphose du processus morbide
originel ; ou inflammation primitive, sous l'épine syphilitique, d'un élément aussi sensible qu'une séreuse.

OBSERVATION II.

Communiquée par M. Potocki, interne à Lariboisière (service de M. Pinard.

*Mère cardiopathe. — Chez l'enfant, mort après quelques
inspirations : Ascite et Hypertrophie du foie et de la rate.*

Entrée dans le service, le 12 mars 1884, de la femme D....,
qui en est à sa troisième grossesse, les deux premières ayant
donné à terme deux enfants encore vivants. La mère est atteinte
d'insuffisance et de rétrécissement mitral. Les deux derniers
mois de cette grossesse ont été troublés par des accidents gravi-
do-cardiaques, parmi lesquels un œdème des membres inférieurs
qui subsiste encore très marqué.

Dernière apparition des règles le 15 juin 1883 : le terme des
neuf mois est donc à peu près atteint. Les douleurs ont débuté
ce matin, vers les 3 heures. La dilatation est complète à 10 heures 1/2 du soir, et une demi-heure après expulsion spontanée,
sommet en avant, d'un enfant vivant, de bonne apparence, du
poids de 3100 grammes, qui meurt après quelques inspirations superficielles, malgré tous les efforts faits par la
sage-femme de garde pour le ranimer.

Délivrance naturelle. Suites de couches normales.

Le placenta, volumineux, pesait 1.000 grammes.

L'enfant présentait un ventre distendu par une ascite assez
considérable, constituée par 1 litre environ de liquide citrin.
Le foie, très volumineux, avait une belle couleur pierre à fusil.
La rate était aussi très hypertrophiée. Rien du côté des reins
ni des organes génito-urinaires. Poumons : coloration et con-

sistances fœtales, excepté en quelques points rosés qui surnagent. Rien d'appréciable au cœur ni au cerveau.

Rare exemple d'un fœtus arrivé à terme avec un épanchement péritonéal considérable. Rare exemple aussi d'un enfant présentant en naissant une apparence que la sage-femme a pu qualifier de bonne et dont le poids atteignait les hauteurs de 3.100 grammes. C'est pour nous la preuve indirecte que la diathèse maternelle — syphilis surtout — absente dans ces cas et que l'on trouve trop souvent à la source d'enfants venus avant terme dans un état flagrant de chétiveté et de développement incomplet, est une cause puissante de viciation générale dans l'évolution du fœtus et amène une foule de perturbations nutritives et de lésions, entre lesquelles peut se trouver l'ascite.

Ici, en effet, pas de diathèse, mais un trouble de l'hydraulique sanguine maternelle, accru suivant la règle par l'état gravidique actuel. Ce trouble s'est traduit chez la mère au cours de sa grossesse par divers accidents entre lesquels subsiste encore un œdème des membres inférieurs; chez le fœtus il a dû amener des embarras circulatoires, des stases sanguines, et dès lors des congestions, des hypertrophies locales. Voyez en effet si l'autopsie ne réalise pas les probabilités du raisonnement : placenta volumineux : 1.000 grammes; hydropisie du péritoine; hypertrophie — congestive? — du foie et de la rate.

Angelby.

Voici maintenant une trinité d'observations (III, IV, V) que nous avons rapprochées pour une certaine analogie de lésions. Cette analogie porte principalement sur des hémorrhagies multiples, les unes toutes de surface, les autres interstitielles, et dont le péritoine, les poumons, le cœur et le cerveau sont les sièges habituels.

Des trois enfants qui font le sujet de ces observations, deux ont vécu et respiré après leur naissance, l'un pendant 1/4 d'heure, l'autre pendant une journée entière. A voir, chez des enfants qui ont respiré, des ecchymoses sous-pleurales, méningées, sous-péricardiques, le souvenir de Tardieu nous vient en mémoire, et son affirmation au sujet des taches pathognomoniques de la suffocation nous hante l'esprit. Ce n'est pas que le moindre doute puisse s'élever ici ; — mais nous croyons qu'on n'a pas assez combattu l'idée erronée qui, du fait de Tardieu, a vingt ans régné dans la science ; nous croyons qu'on attache encore trop d'importance à ces ecchymoses sous-séreuses, en en faisant un caractère presque certain de mort violente ; et nous avons voulu profiter de l'occasion qui s'offre à nous pour citer ces trois cas, où le soupçon est impossible, où rien dans le modus moriendi ne rappelle le mécanisme de la mort dans la suffocation, la strangu-lation, etc., et où pourtant l'autopsie a révélé des lésions que l'on est encore habitué à considérer comme l'apanage de ces morts accidentelles.

Mais à quelle cause alors rattacher ces hémorrhagies ? En thèse générale, toute hémorrhagie, c'est-à-dire toute issue du sang en dehors de ses réservoirs naturels, exige préalablement une rupture des vaisseaux qui le contiennent ou bien une altération telle du liquide hématique qu'il puisse filtrer à travers les parois vasculaires. Cette division des hémorrhagies, donnée par Bichat et Morgagni, acceptée par Conheim, a été, nous le savons bien, combattue par Robin et Virchow, qui ont absolument nié la possibilité de l'hémorrhagie *per diapedesin*. Les dernières recherches expérimentales d'Arnold (1) semblent cependant avoir démontré la justesse des vues de Bichat, et tout au moins les disciples les plus déterminés de Robin se voient-ils maintenant forcés d'admettre que les altérations des éléments du sang determinent plus ou moins rapidement une dégénérescence nutritive des vaisseaux capillaires, et amènent ainsi des hémorrhagies, — par rupture de ces fins canaux, ajoutent les Robinistes ; par diapédèse à travers les parois vasculaires affaiblies, soutiennent les Morgagnistes.

Si nous nous plaçons à un point de vue plus pratique, plus personnel pour ainsi dire, parmi les causes prochaines de l'hémorrhagie que l'on peut incriminer dans notre cas, nous signalerons avant toutes l'exaltation de la pression dans les capillaires, — qu'elle soit due à l'augmentation de la tension artérielle, dont deux des principaux facteurs sont : 1º l'hypertrophie cardiaque, et 2º tout obstacle placé sur le cours d'une artère, lequel aura pour conséquence une fluxion compensatrice dans les canaux en amont du barrage, — ou qu'elle provienne d'une stase veineuse amenée soit par une lésion du cœur non compensée, du cœur droit surtout, soit par l'obstruction

---

(1) *Arch. f. path. anat. und physiol.*, LVIII.

d'une veine originelle ou terminale. Mentionnons encore, parmi les causes productrices des hémorrhagies qui peuvent avoir ici leur application, d'abord la présence dans le sang de certaines substances, telles que bile, arsenic (cas Trenel), dont l'action propre est de détruire rapidement les globules rouges, et en second lieu certaines maladies infectieuses et cachexies, dont la liste déjà longue pour l'adulte, peut vraisemblablement s'accroître pour le fœtus de plusieurs personnalités.

Ces rapides considérations générales émises, procédons à l'examen particulier de chacune des observations qui en ont été le prétexte.

———

Observation III.

(Communiquée par M. Potocki, interne à Lariboisière.)

Accouchement à 6 mois 1/2 d'un enfant vivant, mort au bout d'un quart-d'heure, qui présentait : Ascite et hydropéricarde notables, léger hydrothorax, dilatation du cœur droit, oblitération partielle du trou de Botal, hémorrhagies multiples. — Placenta volumineux, œdématié.

Salle Sainte-Anne, lit n° 14, vient se coucher le 6 mars 1886, à 3 heures du soir, la femme C...., femme de ménage, âgée de 27 ans. De bonne constitution, de menstruation régulière, elle a déjà eu deux accouchements à terme, deux garçons encore vivants, dont le premier a 6 ans et l'autre 2 ans 1/2.

Les dernières règles ont apparu le 15 août 1885 ; l'époque présumée de la grossesse, qui s'est passée d'ailleurs sans accidents morbides ni autres phénomènes spéciaux, serait donc de 6 mois 1/2 environ. Ce matin, 6 mars, à 2 heures 1/2, s'est produite une hémorrhagie considérable, évaluée à 1 litre 1/2 de sang, que l'on put arrêter sans trop de peine. Douze heures après commencent les douleurs expulsives ; à 3 heures 50 du soir, on rompt artificiellement les membranes, et la femme accouche naturellement, après un travail d'une heure et demie seulement de durée, d'un enfant vivant, qui se présente en O I G A. Expulsion spontanée, après trois quarts d'heure d'attente, d'un placenta volumineux pesant 900 grammes et fortement œdématié.

L'enfant, du sexe féminin, pesait 1350 grammes et présentait un ventre plus développé qu'à l'état ordinaire. Il fit quelques inspirations et mourut au bout d'un quart d'heure.

Autopsie. — A l'ouverture de la cavité péritonéale, il s'écoule une assez grande quantité de liquide citrin.

Le foie pèse 38 grammes. Il présente une surface granuleuse d'un rouge foncé. A la coupe : congestion intense ; du sang noirâtre s'écoule ; aspect lobulé ; sclérose probable.

La rate, petite, plus dure qu'à l'état normal, pèse 9 grammes. Petit kyste à sa surface supérieure ; un peu de liquide citrin s'écoule de ce kyste.

Reins (19 grammes) : substance médullaire congestionnée, surtout à la périphérie des pyramides ; capsules surrénales non adhérentes, jaunâtres à la coupe, plaquées d'ecchymoses à leur surface.

L'estomac est rempli de mucosités ; çà et là, des traînées hémorrhagiques.

Le péricarde très dilaté contient une quantité considérable de liquide citrin. Un peu de liquide aussi dans les plèvres.

Le cœur (23 grammes) droit est dilaté d'une façon générale ; sa longueur, de la pointe du ventricule à l'extrémité supérieure de l'oreillette est de 8 centimètres. Les deux cavités auriculaire et ventriculaire paraissent égales. A l'extérieur, aspect normal, sauf la congestion des vaisseaux. A l'ouverture, les cavités droites sont vides de sang. L'orifice auriculo-ventriculaire droit laisse passer facilement l'index. Occlusion relative du trou de Botal, aux trois quarts oblitéré par une valvulve.

Poumons : atélectasiés par places ; ecchymoses sous-pleurales.

Cerveau : véritable collection sanguine avec caillots nombreux, accumulée surtout à la base et s'étendant sous le cervelet ; à la coupe, piqueté général du cerveau, ramollissement de toute sa moitié postérieure avec les lésions ordinaires du ramollissement cérébral consécutif à l'hémorrhagie ; le ventricule latéral gauche est tout piqueté de points rouges, parmi lesquels quelques petits foyers hémorrhagiques, de la grosseur d'une lentille.

Deux ordres de faits sautent à l'œil tout d'abord : polyhydropisie et hémorrhagies multiples. Sérosité dans le péritoine, dans le péricarde, dans les plèvres, dans les mailles du placenta ; — et d'autre part : ecchymoses à la surface des capsules surrénales et des poumons, traînées hémorrhagiques dans l'estomac, grosse collection sanguine superficielle et piqueté rouge général interstitiel du cerveau. En face de cette dissémination des lésions, une idée s'impose : celle d'une cause unique, assez sérieuse pour produire des troubles aussi graves, assez générale pour étendre son influence sur l'économie tout entière. Les hypothèses trauma, diathèse ou cachexie, nous échappent : aucun accident n'est relaté, la mère semble indemne de toute détermination pathologique, et rien ne nous autorise à faire peser sur le père une aussi grave accusation. Reste à interroger le fœtus. Or, précisément nous trouvons chez lui le rouage capital de la mécanique circulatoire, le cœur, gravement altéré par une dilatation considérable. Cette dilatation porte, semble-t-il, uniquement sur le cœur droit, dont on connaît toute l'importance dans l'hématologie fœtale. Lésion grosse de conséquences pour la dynamique sanguine ; — qui doit

amener des insuffisances ou des excès d'irrigation dans
tel ou tel territoire donné ; — et qui va déterminer dès
lors des troubles de nutrition dont le dernier mot sera,
suivant les cas : congestion, hypertrophie, anémie,
hémorrhagie, hydropisie.

L'interprétation de chacun des faits partiels est délicate, car la physiologie du fœtus est encore lettre close
sur bon nombre de points et des plus importants. Voici
pourtant, d'après nous, quel a dû être l'ordre chronologique des faits. A l'origine, un vice de conformation : l'oblitération partielle du trou de Botal par une valvule, qui, au
milieu du 7ᵉ mois, obstrue déjà les trois quarts de l'orifice.
Conséquence immédiate : dilatation de deux cavités du
cœur droit forcées de recueillir et de mettre en branle
non seulement tout le sang qui fait retour par la veine
cave supérieure, mais encore une grande partie de celui
qui afflue par la veine cave inférieure, et dont un quart
tout au plus peut passer directement dans l'oreillette
gauche. L'autopsie ne nous dit pas si avec la dilatation
existe aussi de l'hypertrophie. La chose est probable, car
c'est surtout d'après les données fournies par le cœur
que Stokes a formulé sa loi. Mais ce qui est certain, c'est
que cette hypertrophie compensatrice n'a pas toujours
été suffisante, et que l'impuissance du myocarde s'est
traduite un jour par la dilatation des parois du cœur
droit et l'insuffisance de sa valvule auriculo-ventriculaire. D'où — conséquences secondaires — : à la
période hypertrophique : des congestions actives pouvant aller jusqu'à l'ecchymose, principalement dans les
régions pulmonaires qui subissaient de plus près et

plus directement l'effort accru de la contraction cardiaque ; à la période d'insuffisance : une stase dans les
deux voies d'apport, — dans la veine cave supérieure,
qui ne peut plus se déverser à l'aise dans un cœur
droit où, de simple passant devenu hôte encombrant,
séjourne le sang ombilical, — et dans la veine cave infe-
rieure, qui ne trouve plus béante pour son afflux la large
porte interauriculaire et dont une partie du courant se
voit forcée de prendre la voie lente et détournée du ventricule. Enfin, conséquences ultimes : congestions pas-
sives, exosmoses du sérum hématique, ecchymoses,
foyers hémorrhagiques, collections sanguines, dans les
territoires dont l'irrigation en souffrance dépend plus
particulièrement des deux canaux précités. Dans l'encéphale (veine cave supérieure), la lésion déjà vieille a
franchi le domaine des capillaires pour atteindre celui
des artérioles et abouti au ramollissement. Dans le
système de la veine cave inférieure, le retentissement a
été surtout considérable dans le royaume porte (ascite,
ecchymoses des capsules surrénales, congestion du foie
et des reins), que l'obstruction de la veine cave frappe en
effet doublement, en gênant la décharge des veines sus-
hépatiques, et en ralentissant le cours du sang dans la
veine ombilicale, et dès lors dans son principal canal
d'abouchement, la branche gauche du tronc porte. La
circulation placentaire a souffert, elle aussi, et la conséquence a été un œdème du placenta, sans hydramnios
cependant. Enfin, les veines coronaires étaient trop bien
placées pour ne pas ressentir fortement le contre-coup

des lésions du cœur droit, et il en est résulté un hydropéricarde notable.

Observation IV.

(Communiquée par M. Porak, accoucheur à l'hôpital Saint-Louis.)

*Ascite et hémorrhagies multiples chez un enfant syphilitique qui
a vécu 24 heures. — Mère devenue syphilitique à six mois
et demi de grossesse.*

Le 7 octobre 1886, à 6 h 30 m. du soir, entre dans le service la
femme D..., primipare, âgée de 20 ans, qui vient de ressentir
les premières douleurs de l'accouchement.

Dernières règles du 6 au 12 février : les 9 mois seraient donc
atteints, à une semaine près. Au cours de sa grossesse aurait
été affectée, nous raconte-t-elle, « d'une éruption de sang »
caractérisée par des petits boutons rouges dissiminés sur le
tronc et sur les membres, éruption pour laquelle elle aurait été
soignée, il y a deux mois et demi à l'hôpital Tenon. Sortie
améliorée, elle n'a pas tardé à voir survenir des phénomènes
nouveaux : boutons à la vulve, mal de gorge, anorexie, perte de
sommeil, amaigrissement — qui ont déterminé son entrée à
l'hôpital Saint-Louis, service de M. Fournier, d'où elle nous
arrive directement avec cette étiquette : syphilis secondaire.

A son entrée, on constate : col non effacé ; dilatation comme
une pièce de 1 franc ; pieds sur la partie droite de l'orifice ; tête
dans l'hypocondre gauche ; battements du cœur fœtal normaux.

On administre jusqu'à 40 gouttes de laudanum sous forme
de lavements.

Dans la nuit du 7 au 8, les douleurs continuent. Le lendemain la malade raconte qu'elle aurait perdu des eaux. La
poche des eaux est cependant très marquée. L'enfant est toujours vivant et se présente en siège complet, variété S. I. D. A.

On interrompt le laudanum, et le travail se continue sans incident jusqu'à 6 heures du soir, où il se termine par l'expulsion spontanée d'un enfant vivant du sexe féminin, suivie un quart d'heure après de celle des annexes, où tout paraît normal, sauf quelques légères traces d'hémorrhagie sous la caduque.

L'enfant, très malingre et très faible, pèse 1600 gr. et mesure 42 centim. de longueur. On remarque immédiatement la forme ascitique de l'abdomen, distendu par une assez grande quantité de liquide. Les côtes inférieures et le diaphragme sont repoussés en haut; aussi la respiration s'établit-t-elle difficilement.

Le lendemain 9, l'enfant présente une teinte subictérique générale. En plus : éruption purpurique, consistant en un piqueté hémorrhagique, sur les membres inférieurs; au niveau de l'anneau ombilical, de vastes suffusions sanguines sous-cutanées ; acné au cou; écoulement nasal. L'enfant crie et prend du lait à la cuiller. Dans la soirée, l'éruption s'étend à tout le thorax. Pas de cyanose, mais anurie complète. Mort vers les 8 heures du soir.

Autopsie de l'enfant — 10 heures après la mort. — La teinte subictérique a persisté; larges taches ecchymotiques dispersées sur tout le corps; plus d'écoulement nasal; extrémités cyanosées.

L'abdomen très-distendu ne laisse percevoir aucun relief. A son ouverture, écoulement d'un liquide — 100 gr. environ? — teinté en brun jaune (pas de réaction du pigment biliaire; se prend en masse par la chaleur). Vessie non dilatée. Du méconium dans la partie inférieure du gros intestin. Tout le péritoine pariétal est semé d'ecchymoses assez étendues ; on trouve également de petits foyers entre les lames du mésentère. Taches pareilles sur les deux faces de la surface intestinale. Ganglions intacts.

L'estomac, d'une teinte violacée, présente des étoiles vasculaires. Contenu teinté par la bile.

Foie (90 gr.) : plutôt petit, couleur olive sale ; par réflexion,

on aperçoit un certain nombre de petites granulations brillantes, réfringentes, qu'on ne peut enlever par le raclage et qui
semblent appartenir à la séreuse; pas de gommes miliaires;
tissu ferme.

Rate (12 gr.) : pas d'altérations à l'œil nu ; sa surface est
recouverte d'un enduit fibrineux, qu'on retrouve également sur
le péritoine splénique pariétal.

Reins : petits, normaux comme forme, mais très décolorés.
·Capsules normales.

Thorax. Pas de liquide pleuro-péricardique. Ecchymoses
sous-pleurales nombreuses. Poumons intacts. Suffusions
sous-péricardiques. Le muscle cardiaque est ramolli; pas d'altérations valvulaires; le trou de Botal persiste. Thymus
intact.

Cerveau. Les lobes paraissent normaux; mais la coupe
montre un nombre considérable de petits foyers hémorrhagiques, qui donnent à la substance cérébrale une apparence
de piqueté tranchant sur une teinte rosée générale. Le cervelet
est un peu rougeâtre ; au-dessous un caillot, dont l'origine, par
suite de l'altération des tissus, ne peut être précisée. Sous la
pie-mère, liquide séro-sanguinolent.

Second et dernier exemple dans toutes nos observations
de fœtus ascitique arrivé à terme. Encore n'avons-nous
pour déterminer son âge que les affirmations peu probantes de la mère ; en outre faut-il remarquer qu'avec
son état de faiblesse accentué, son aspect malingreux,
ses 1,600 grammes de poids et ses 42 centimètres de longueur, il ne présentait guère les apparences d'un fœtus
consciencieux arrivant à l'heure de ses 9 mois, mais·
bien plutôt d'un prématuré qui aurait devancé de plusieurs semaines le terme ordinaire.

La genèse du purpura généralisé que nous trouvons

ici semble tout à fait différente de celle que nous avons
adoptée dans l'observation qui précède. La présence du
pointillé hémorrhagique et des larges ecchymoses sanguines qui tachètent toute la peau du fœtus nous eût
d'ailleurs fort gêné dans notre théorie mécanique. C'est
bien ici un purpura diathésique dont nous n'hésitons pas
à faire retomber la responsabilité sur la syphilis héréditaire. Peut-être quelque forcené de la Ligue antihydrar-
gique nous objectera-t-il que c'est non la maladie mais le
remède qu'il faut incriminer en cette occasion, car la mère
et avec elle le fœtus ont absorbé du protoïodure pendant le
double séjour de Tenon et de Saint-Louis. Mais comme
nous sommes loin ici des éruptions purpuriques toutes
cutanées et précédées ordinairement d'exanthèmes que
déterminent certains médicaments! Et pourquoi d'ailleurs chercher bien loin un coupable, alors que nous en
possédons un qui a laissé derrière lui des traces irrécusa-
bles de son passage ? N'est-ce point en effet une hépatite
nodulaire gommeuse, que ces granulations brillantes à
la surface du foie, et qui ne semblent faire corps avec
la séreuse que parce qu'elles ont déterminé autour d'elle
une inflammation qui a collé le péritoine au parenchyme
hépatique? Ici et là, sur la peau et dans le foie, le coupable est unique. C'est donc bien à la syphilis qu'appartient la paternité de ce purpura congénital, quelle que
soit d'ailleurs la théorie d'évolution adoptée : altération
hématique pure, dégénérescence graisseuse ou amyloïde
des parois vasculaires, etc.

En frappant le foie, la syphilis, nous venons de le voir,
a touché du même coup le péritoine. L'autopsie signale

— 29 —

de la périhépatite et même de la périsplénite. En présence de la petite quantité du liquide ascitique et de ses
caractères éminemment coagulants, il est permis de
chercher la cause immédiate de l'épanchement dans une
inflammation du péritoine, nous réservant, pour expliquer le contraste entre l'énorme distension du ventre
et la modicité de l'épanchement, la triple hypothèse:
d'une erreur de chiffre dans la mesure du liquide, d'un
peu de tympanisme surajouté d'origine péritonitique, et
enfin et surtout d'une résorption partielle du liquide
primitif pendant les 24 heures de survie.

———

OBSERVATION V.

(Communiquée par M. Potocki, Interne à Lariboisière)

*Ascite congénitale chez un fœtus syphilitique mort pendant le
travail. Lésions à l'autopsie : Néphrite ; ramollissement cérébral (?) ; hémorrhagies multiples : périspléniques, sous-pleurales, sous-péricardiques, méningées, etc.*

Le 1ᵉʳ août 1884, vient se coucher salle Sainte-Anne, lit n° 10,
la femme M...., âgée de 28 ans. A eu deux grossesses antérieures, qui toutes deux ont abouti avant terme : la 1ʳᵉ à cinq
mois, enfant mort et macéré ; la 2ᵉ à huit mois, enfant vivant
qui n'a vécu que deux jours. La mère nie tout antécédent syphilitique et nos investigations ne nous permettent de trouver
rien qui puisse infirmer son dire. On ne peut avoir de renseignements précis sur le père, qui est le même pour tous les enfants.

La grossesse actuelle paraît dater de huit mois et demi environ : les dernières règles ayant paru le 8 novembre dernier.
Elle s'est passée sans incident notable, sauf des douleurs abdo-

minales assez vives de cause inconnue. Le travail a commencé
ce matin, vers les sept heures.

A l'entrée de la parturiente dans la salle — deux heures du soir
— rien de spécial dans son aspect ne vient attirer notre attention. On diagnostique aisément un enfant vivant, en présentation du siège complet non engagée. A cinq heures et demie, la
dilatation parfaite, on rompt artificiellement les membranes.
Le siège s'engage faiblement. Peu après, les battements du
cœur fœtal ne s'entendent plus. Une demi-heure écoulée, sans
intervention, expulsion d'un enfant mort, de 2300 gr., qui
porte quelques bulles de pemphigus aux pieds et aux mains,
et dont le ventre, distendu par du liquide, est plus volumineux qu'à l'état normal.

La délivrance se fit naturellement quelques minutes après ;
les suites des couches furent heureuses pour la mère.

L'autopsie fut pratiquée le lendemain.

Les annexes sont normales. Il est à remarquer cependant
que le liquide amniotique était de coloration verte et très abondant.

A l'ouverture de l'abdomen, on constate la présence d'une
certaine quantité de liquide ascitique, citrin, sans fausses
membranes péritonitiques.

Le foie est volumineux, — 210 grammes — d'aspect extérieur
habituel. A la coupe, consistance assez grande, coloration plus
jaune qu'à l'état normal. La vésicule biliaire contient de la bile
noirâtre.

Rate : aspect marbré de la surface, où trainées et plaques
blanchâtres, mêlées à d'autres plaques noires, comme hémorrhagiques. A la coupe, les dépôts blancs pénètrent jusqu'à une
certaine profondeur, mais ne sont pas bien délimités.

Les reins, volumineux, se décortiquent facilement. Coloration
blanchâtre d'une partie de leur surface, semblable à celle qu'on
observe dans la néphrite parenchymateuse ; çà et là, points congestionnés, taches hémorrhagiques. A la coupe, l'aspect blanchâtre se continue dans les parties internes du rein qui corres-

pondent aux surfaces blanches; on y distingue mal les caractères de la substance corticale.

Pancréas d'aspect ordinaire, de consistance très dure. Il est entouré de ganglions tuméfiés. Le mésentère est en effet rempli de ganglions isolés et hypertrophiés.

Poumons: taches ecchymotiques à leur surface; rien de spécial à la coupe.

Cœur: ecchymoses superficielles; oreillette droite remplie de fibrine, cœur gauche de sang fluide.

Crâne: ecchymoses à la surface des os de la voûte. Le cerveau se décortique bien. Pas d'hémorrhagie apparente. Les masses centrales, et surtout la substance blanche qui forme les parois des ventricules latéraux, sont ramollies et se transforment en bouillie quand on les sectionne. Sur la tente du cervelet et la faux du cerveau, fausses membranes rouges qui se continuent sur la surface basilaire et à la partie supérieure de la paroi antérieure du canal rachidien, où leur épaisseur plus grande qu'en tout autre point atteint 2 à 3 millimètres. Le cervelet présente la même aptitude à se transformer en bouillie. Le bulbe et la protubérance ont leur consistance ordinaire.

Il est un reproche que l'on peut faire à plusieurs de nos observations et dont cette dernière est surtout passible, un vice que nous avons parfaitement aperçu en elles, mais que nous n'avons pu corriger, c'est le manque de précision dans la mesure des quantités de liquide épanché. Nous avons dû nous contenter des termes vagues employés quelquefois par les auteurs des observations et accepter la réalité de l'ascite chaque fois qu'ils en écrivent le mot. C'était là un aveu nécessaire et l'occasion nous a semblé ici des plus favorables.

Nous n'avons pas inscrit en tête de cette observation : Syphilis héréditaire, parce que le constat direct nous manquait, mais notre opinion est absolument faite, et nous croyons à la contamination de l'ovule ou du spermatozoaire. Deux enfants nés de la même mère et du même père, — au dire de la mère tout au moins, — ont déjà été frappés par l'infection au cours de leur évolution utérine et n'ont pu atteindre le terme des neuf mois : présomption. Ce dernier porte aux pieds et aux mains sous forme de bulles de pemphigus la signature de la syphilis, dont on peut encore reconnaître la griffe sur le foie et sur les reins : certitude.

Ici la cause prochaine de l'ascite nous échappe ; et si plusieurs hypothèses nous viennent à l'esprit, aucune d'elles ne reposant sur un fait dûment constaté, ne peut supporter la discussion. Aussi nous bornons-nous au mot qui vient trop souvent aux lèvres, quand on s'occupe de pathologie fœtale : Nous ne savons.

La syphilis étant admise, nous renvoyons à l'observation précédente pour l'explication des hémorrhagies multiples constatées. Mais il est d'autres lésions sur lesquelles nous désirons nous appesantir davantage. Ces ganglions tuméfiés, hypertrophiés, et cependant isolables, qui entourent le pancréas et peuplent le mésentère, nous parlent de la syphilis dont on connaît les préférences pour les organes lymphatiques. La rate, dont on a oublié malheureusement de nous signaler le volume, présente des modifications de structure dont la description rappelle celle de la cirrhose splénique, forme tardive de la syphilis. Le foie, comme il est d'usage dans cette infection, est hypertrophié (210 grammes au lieu de 100), mais a gardé son aspect normal. Enfin, les reins ont

— 33 —

subi des altératious profondes où l'auteur de l'autopsie a
voulu voir les caractères de la néphrite parenchymateuse
L'hypertrophie de l'organe, sa décortication facile, la coloration blanchâtre de la surface, les points de congestion
épars, la teinte pâle de la substance corticale : c'est bien là,
en effet, à grands traits, la description du gros rein blanc.
Il est cependant à remarquer — d'une part : que dans la
néphrite parenchymateuse la teinte blanche de la surface
y est d'ordinaire généralement et uniformément répan-
due, que la substance corticale ne nous offre pas ici les
petits points rouges habituels produits par l'ectasie des
vaisseaux glomérulaires, et qu'enfin on ne nous signale
point cet épaississement considérable du cortex qui dé-
termine à lui seul toute l'hypertrophie dans la lésion
parenchymateuse ; — et d'autre part : que la néphrite
interstitielle diffuse, une des déterminations ordinaires
de la syphilis sur le rein, présente au début de son évolution une phase d'hyperhémie suivie bientôt d'un processus dégénératif, et qu'elle réalise absolument à cette
période le tableau décrit du gros rein blanc, si bien que
« la ressemblance entre les deux néphrites est telle au
point de vue anatomique qu'il faut l'examen microscopique pour les distinguer (1) ». Sans nous croire en droit
d'affirmer la néphrite interstitielle dans le titre de cette
observation, il nous a semblé que nous devions faire
nos réserves en supprimant toute épithète, quitte à faire
valoir au cours de nos réflexions les raisons qui militent
en faveur de la néphrite interstitielle.

____

(1) Laboulbène. *Traité d'anatomie pathologique.*
  Augelby.   3

Observation VI.

(Communiquée par M. Potocki, interne à Lariboisière).

*Œdème des membres inférieurs chez la mère, sans albuminurie.
Polyurie pendant les premiers jours des couches avec diminution de l'urée. — Présentation du siège. — Hydramnios. —
Placenta de 1250 grammes. — Œdème généralisé du fœtus avec ascite et hydropéricarde.*

A 8 heures du matin, le 4 décembre 1884, vient se coucher dans la salle Sainte-Anne, au lit n° 20, la nommée Marie B... blanchisseuse, âgée de 18 ans, se disant enceinte de 8 mois et qui entre à l'hôpital parce qu'elle se trouve souffrante depuis 2 jours. Ses antécédents pathologiques interrogés nous répondent : pas de maladie fébrile, à aucune époque de la vie ; accidents scrofuleux multiples dans l'enfance ; ni accouchement, ni avortement antérieurs ; pas de syphilis : les renseignements fournis par la mère et son examen direct ne nous permettent pas du moins de l'admettre. Du côté du père, qui jouit, nous dit-on, d'une bonne santé, aucun renseignement significatif.

Les dernières règles sont du 10 mars, ce qui donnerait à la grossesse un âge d'un peu plus de huit mois. La mère ne se rappelle pas exactement l'époque à laquelle elle a senti remuer son enfant ; elle croit que ce n'est qu'aux derniers jours d'octobre. Vomissements et nausées pendant les cinq premiers mois de la grossesse. A 6 mois 1/2, très rapidement, le ventre a beaucoup augmenté de volume, sans qu'il y ait eu en même temps des phénomènes douloureux. Depuis cette époque, œdème des membres inférieurs qui a diminué à un certain moment pour reprendre ensuite.

Voici ce que permet de constater l'examen de la femme B.... Œdème des membres inférieurs ; pas d'albumine dans les urines, qui n'attirent en rien d'ailleurs notre attention, pas plus par leurs caractères physiques que chimiques. Le palper de l'abdomen indique un utérus qui remonte jusqu'à l'épigastre. La tension de la paroi est permanente, quoiqu'il n'y ait pas de contractions utérines, et cette tension est telle qu'il est impossible de faire le diagnostic de la présentation par le simple palper. Le maximum des battements cardiaques est au voisinage de l'ombilic. Au toucher : col déhiscent, ayant encore 2 centimètres de longueur, orifice externe seul ouvert ; segment inférieur épais ; on perçoit les caractères d'un siège complet en S I G A.

On porte le diagnostic de : Présentation du siège ; enfant vivant ; hydropisie de l'amnios.

A ce moment, les douleurs sont surtout ressenties dans les reins et surviennent tous les quarts d'heure à peu près régulièrement. Dans la journée, vers les 4 heures de l'après-midi, des contractions utérines franches se produisent. A 5 heures du matin, la poche des eaux se rompt spontanément ; mais on ne peut savoir la quantité exacte du liquide amniotique qui s'écoule en abondance. Deux heures après, expulsion spontanée du fœtus et délivrance naturelle.

Le placenta très volumineux pèse 1250 grammes. Il ne paraît pas altéré. Le cordon, œdématié, du volume d'un doigt, mesure 40 centimètres et s'insère à 3 centimètres du bord. Le placenta devait être fixé sur une partie du segment inférieur, puisque les membranes sont déchirées à 5/30. L'amnios, comme les autres membranes, paraît normal.

L'enfant a vécu et respiré 5 minutes, il n'a poussé aucun cri. Il pèse 2450 grammes. Extérieurement il présente un œdème généralisé : on enfonce profondément le doigt dans ses téguments blancs et infiltrés, où l'impression produite persiste après le retrait du doigt. L'œdème est surtout marqué aux membres supérieurs, aux épaules et aux membres inférieurs. Le cuir chevelu lui aussi est très augmenté d'épaisseur par suite de l'infiltration. L'abdomen est volumineux ; on sent très bien cependant les bords inférieurs du foie et de la rate qui descendent beaucoup au-dessous de l'ombilic. Infiltration sanguine des parties génitales, des cuisses et des fesses (présentation du siège).

A l'*autopsie*, on trouve la cavité abdominale remplie par un liquide citrin dont on n'a point mesuré la quantité. Pas de fausses membranes, mais des ecchymoses sur toute l'étendue du péritoine, spécialement sur le mésentère et sur le revêtement séreux de la paroi abdominale postérieure. Intestins et estomac normaux. Ganglions mésentériques nombreux et hypertrophiés ; il en est de même des ganglions pancréatiques. Foie : de coloration et de forme normales ; pas d'altérations microscopiques ; il pèse 130 grammes. La rate, volumineuse, d'aspect normal, pèse 80 grammes. Dans le péricarde, liquide citrin assez abondant. Le cœur est normal. Les poumons sont atélectasiés. L'encéphale est sain. Hémorrhagie au-dessus de la tente du cervelet.

Les suites de couches ne furent pas simples pour la mère. Elles présentèrent quelques phénomènes pathologiques, qui retardèrent son rétablissement et dont voici le détail, sous forme de bulletins quotidiens :

Le 5, après sa délivrance, on la vit pâlir subitement, sans apparence d'hémorrhagie externe, et l'on constata que l'utérus ne se rétractait pas très-bien. Il y eut des coliques assez vives dans la journée. On ordonne des injections vaginales très-chaudes, une potion de Todd et du quinquina. — Dans la soirée, expulsion d'un gros caillot.

Dans l'après-midi du 6, nouveau caillot volumineux.

Le 7, la pâleur est moins accusée ; il n'y a plus de coliques, pas de nouveau caillot, et l'appétit s'est éveillé. Mais un nouveau phénomène attire notre attention : de midi 6 à midi 7, l'accouchée a fourni 3 litres 1/2 d'urine.

Le 8 : état général bon ; moins d'œdème. — De midi 7 à midi 8 : 4 litres 1/2 d'urine.

Le 9, l'accouchée se trouve bien, sauf une légère céphalalgie. On donne du lait à la malade qui en demande. Les urines ont atteint 4 litres dans les dernières vingt-quatre heures. On en fait l'analyse qui donne : pas d'albumine; pas de sucre; densité = 1007 ; urée = 1 gr. 28 par litre, donc 5 grammes pour la journée entière.

Le 10, la température qui avait atteint hier soir 39°8 est, ce matin, à 38°2. Le pouls est assez fréquent. Le ventre est indolent, mais l'écoulement vaginal répand une légère odeur et l'on trouve des eschares vulvaires profondes. On ordonne des injections vaginales toutes les deux heures et l'on place des compresses antiseptiques entre les lèvres. — La quantité d'urine est de 3 litres 1/2 ; sa densité est de 1009, et elle fournit 13 gr. 45 d'urée pour les 24 heures.

11 décembre. Encore un peu de fièvre hier soir. L'œdème des membres inférieurs a complètement disparu. Urine : 3 litres ; 15 gr. 37 d'urée ; densité = 1010.

Le 12 : 2 litres 1/2 d'urine : 22 gr. 41 d'urée ; densité = 1010.

Le 13, les urines ont assez diminué pour qu'on n'ait pas jugé nécessaire de les garder, et dès lors de nous permettre de les mesurer et de les analyser. La soif est moins vive, l'état général est bon.

La malade sort 8 jours après, parfaitement rétablie.

Peu de lésions anatomiques : encore quelques ecchymoses sur le péritoine et sur les méninges ; une hydropisie disséminée ; de la mégalosplénie, et c'est tout. Le cœur est normal, rien dans le foie, les reins ne sont même pas mentionnés. Comme on le voit, le scalpel n'a pas grand'chose à faire ici, c'est le sens clinique qui doit agir.

Hydropisie de la mère, hydropisie du fœtus, hydropisie dans les annexes : les trois termes du fait parturitif sont également frappés. Doit-on admettre pour cela seul l'unicité de cause? Il serait hasardeux d'affirmer la chose de prime abord, mais elle est possible. Voyons d'ailleurs.

Elle est d'une singularité déconcertante, cette histoire de la mère, — qui arrive dans le service avec un œdème des membres inférieurs, que les circonstances d'apparition et surtout l'absence de tout élément pathologique générateur avaient dû faire classer parmi les œdèmes de cause purement mécanique, — et qui, dès le lendemain de l'accouchement, présente le phénomène étrange d'une polyurie, sans albumine, avec diminution de l'urée, polyurie que l'on voit tarir on peut dire d'elle-même, en même temps que disparaissait l'œdème sous-cutané. Impossible d'admettre, avec des allures pareilles, un substratum organique à ces troubles circulatoires. Aurions-nous ici une de ces hypoalbuminoses du sang qui reconnaissent pour cause un défaut d'apport des matières albuminoïdes ? L'hypothèse serait précieuse à admettre et nous donnerait aussitôt la clef et de la diminution de l'urée et de tous les phénomènes d'œdème que nous trouvons chez le fœtus et dans ses annexes. Malheureusement elle ne repose sur rien : on ne nous parle ni de fièvre antérieure, ni de privations de nourriture, ni de diarrhée albumineuse, ni d'hémorrhagie abondante ; et nous ne pouvons guère bâtir sur le néant une théorie, même la plus séduisante. A défaut de mieux, nous hasarderons l'explication suivante : l'œdème est d'origine mécanique (compression des veines iliaques par le globe utérin), et la polyurie a été le résultat de la disparition par l'émonctoire rénal de la sérosité épanchée, préalablement rejetée dans le courant sanguin par l'absorption veineuse.

Le fœtus, interrogé sur la genèse ascitique, nous l'avons vu, reste muet.

Restent les annexes. A propos d'une observation que nous avons placée à la fin de cette 1ʳᵉ partie, et qui fera époque dans l'histoire de l'ascite congénitale, le Dʳ Truzzi tire, tant des faits relatés dans cette observation et dans celles de Barrier et de Betschler que de ses expériences personnelles et de celles de Bar, cette conclusion : que la cause de la coexistence fréquente de l'hydramnios et des hydropisies fœtales est ordinairement un trouble dans l'hydraulique fœto-placentaire, trouble dont le point de départ peut être dans les annexes ou dans le fœtus. Laissant à plus tard le soin d'expliquer les raisons de cette conclusion, prenons simplement aujourd'hui le fait, et nous voici en droit d'admettre que, si nous trouvons en quelque point des membranes ou du placenta une lésion suffisante pour troubler la circulation ombilicale, nous aurons là l'explication de tout le processus hydropigène. L'examen macroscopique ne nous fournit pas cette lésion ; en apparence. nous dit l'autopsie, les membranes et le placenta ne sont pas altérés. Mais l'attention de l'observateur, il est facile de le voir, ne s'est pas arrêté sur les annexes ; son œil les a examinées superficiellement ; et il est d'ailleurs bien des lésions du placenta, que des études récentes ont mises en lumière et que seule peut révéler l'épreuve du microscope. Entre tant d'autres, nous citerons par exemple l'existence anormalement prolongée des *vasa propria* de Jungbluth. Ces *vasa* sont la source du liquide amniotique, et leur persistance après le

5ᵉ mois de la grossesse, époque de leur oblitération ordinaire, causerait, d'après lui, l'hydropisie de l'amnios. De
cette hydropisie à la gêne circulatoire par excès de pression des fins canaux sanguins de la surface placentaire,
à la stase dans les vaisseaux ombilicaux et aux épanchements multiples, il n'y a que la distance de la cause
à l'effet. Rien ne nous autorise, nous le répétons, à
donner du cas actuel cette interprétation, rien de visible,
rien de tangible ; nous avons voulu démontrer simplement la possibilité du fait.

———

En plus de cette dernière, nous possédons cinq
autres observations, que nous allons présenter succes-
sivement, où l'on trouve coexistence de l'hydramnios et
de l'ascite fœtale. Cette énorme proportion de 6/16 de la
présence simultanée chez nos fœtus des hydropisies de
l'amnios et du péritoine est une démonstration écla-
tante des liens étroits qui les unissent, que ces liens
s'appellent, comme le veut Truzzi, génèse unique par
trouble de la circulation fœto-placentaire, ou qu'on les
trouve dans une réaction mutuelle de l'hydropisie des
annexes sur celles du fœtus, et réciproquement.

Observation VII.

(Communiquée par M. Potocki, interne à Lariboisière.)

*Hydropisie de l'amnios. — Présentation du siège. — Ascite
congénitale.*

La femme F..., 22 ans, primipare, entre dans le service, le
20 juin 1884, à 6 heures du matin, avec un œdème marqué des

membres inférieurs et de la paroi abdominale. Rien au cœur ;
les urines interrogées ne fournissent pas d'albumine.

A l'examen, on diagnostique : Enfant vivant, au terme de
7 mois (les dernières règles sont du 15 novembre dernier) ; hydramnios ; présentation du siège complet. Après 23 heures de
travail, rupture spontanée des membranes, le 21 à 5 heures du
matin, et expulsion naturelle d'un enfant vivant au milieu
d'une grande abondance de liquide amniotique. La délivrance
se fit d'elle-même quelques instants après.

L'enfant, dont le poids atteignait 1680 gr. et la longueur to-
tale 38 centimètres, présentait un ventre hors de proportion avec
le reste du corps. Fortement dilaté et distendu par un liquide
intrapéritonéal, il mesurait une circonférence de 30 centimètres
au niveau de l'ombilic.

L'enfant, une fille, ne vécut qu'une heure ; à l'*autopsie,* on
trouva 300 grammes environ d'un liquide jaune, fluide, évidemment ascitique, dans la cavité de la séreuse abdominale.
Nulle autre lésion appréciable, si ce n'est quelques ecchymoses
sous les plèvres, sur la base du cœur et à l'origine des artères
aorte et pulmonaire.

L'autopsie, un peu sommaire d'ailleurs, en dehors des
ecchymoses internes que nous retrouvons ici sous les
plèvres et sous le péricarde, n'a décelé aucune lésion
anatomique, et se tait même sur l'état du péritoine. Elle
nous force ainsi à recourir à l'explication hasardeuse
que nous avons donnée dans l'observation précédente,
et à considérer l'hydropisie de l'amnios comme le fait
primitif dont l'ascite ne fut que le corollaire.

Observation VIII.

(Communiquée par M. Potocki, interne à Lariboisière.)

Hydropisie de l'amnios. — Présentation de la face. — Ascite
congénitale chez un fœtus syphilitique.

Femme P...., 28 ans, entrée le 7 février 1886. Un accouchement antérieur, à terme : l'enfant qui n'était pas du même père
que le fruit de cette seconde grossesse, a vécu 8 mois.

La date de la fécondation peut être précisée au 7 juin 1885 ;
donc, terme de 8 mois. Grossesse pénible. Accouchement spontané par la face, M I D P, après 36 heures de travail et expulsion d'un liquide amniotique verdâtre très abondant, d'un enfant du sexe féminin, mort depuis peu et pesant 3.100 grammes.
Son corps était couvert des bulles d'un pemphigus généralisé
spécifique, et son ventre était distendu par de l'ascite. Le placenta volumineux pesait 1.000 grammes.

L'autopsie n'a pas été pratiquée.

Il nous fut impossible de découvrir chez la mère aucune trace
de syphilis ; sur le père, nous n'eûmes que des renseignements
insuffisants.

Encore une observation trop incomplète pour que nous
puissions en tirer quelque enseignement sérieux. Qu'il
nous suffise de faire remarquer — la triple coexistence,
chez le fœtus, de la syphilis, de l'hydramnios et de l'ascite ; — le poids relativement considérable atteint par l'enfant (3,100 grammes, à 8 mois), ce qui nous ferait mettre
en doute l'infection si elle n'était si catégoriquement affir-
mée, et ce qui nous porte dès lors à penser que dans ce
chiffre le liquide ascitique dont on ne précise point la
quantité entre pour une large part ; — et enfin la colo-

ration verdâtre du liquide amniotique, que l'on rattache ordinairement à l'écoulement du méconium, interprétation très admisible ici chez un fœtus mort quelque temps avant l'accouchement.

———

Observation IX.

(Communiquée par M. Porak, accoucheur à l'hôpital Saint-Louis.)

Hydramnios. — Ascite du fœtus assez considérable. — Siège avec procidence du cordon. — Extraction manuelle d'enfant mort-né syphilitique.

Femme R..., 27 ans, — une grossesse antérieure terminée par un avortement à 5 mois, en mai 1882, — probablement syphilitique, dit la feuille d'observation, sans indiquer les raisons de cette affirmation.

Entrée dans le service le 27 mars 1883. Quoique, d'après ce que la femme nous raconte et d'après la dernière apparition des règles (16 août 1882), il soit permis de supposer que la grossesse n'en est arrivée qu'à son 8e mois, l'abdomen est développé comme dans une grossesse à terme. L'utérus est très-évasé, et vers son milieu existe une dépression donnant au ventre un aspect bilobé qui pourrait faire croire soit à une présentation transversale, soit plutôt à une grossesse gémellaire. Le palper abdominal permet de constater les deux extrémités de l'ovoïde fœtal dans les hypocondres, la tête occupant celui du côté droit. Les bruits du cœur s'entendent très distinctement au niveau de l'ombilic et à droite. Par le toucher vaginal on arrive sur une poche des eaux très allongée, et en pénétrant dans le col, on peut, avec beaucoup de difficultés, constater la présence des pieds, sans qu'il soit possible, à cause de la mobilité grande du fœtus, de dire quelle est la position.

Les premières douleurs avaient apparu le 27, vers les 10 heures du matin ; à minuit la dilatation était complète ; une heure après eut lieu la rupture de la poche des eaux, avec expulsion d'une grande quantité de liquide. Les genoux vinrent en présentation, accompagnés du cordon qui ne battait plus. On défléchit le pied antérieur, pied gauche, sur lequel on peut opérer de légères tractions ; puis, le pied postérieur ; et quoique les battements eussent cessé dans le cordon, on se hâte d'effectuer l'extraction du fœtus. Mais l'asphyxie était complète, et il fut impossible de le ranimer. Presque immédiatement la parturiente eut une douleur et le placenta fut expulsé.

Peut-être y eut-il deux causes à la mort du fœtus : 1° la déplétion brusque de l'utérus ayant amené le décollement rapide du placenta ; 2° la compression du cordon.

Le fœtus présentait du reste plusieurs lésions. En différents points du corps, — sur le front, derrière le pavillon de l'oreille droite, à la partie externe du bras gauche, au talon et sous les orteils du pied gauche — existent des taches nummulaires, de couleur rouge sombre, à surface un peu froncée de la périphérie au centre et qui paraissent être des bulles de pemphigus qui se seraient affaissées. La nuque est semée de macules blanchâtres. A l'ouverture de l'abdomen notablement distendu, on trouve une ascite assez considérable dans la cavité péritonéale. Le foie est volumineux ; la rate hypertrophiée avec des traces de périsplénite. Rien d'intéressant dans les autres organes.

Il existe dans les signes cliniques soigneusement notés de cette observation des incohérences, nous dirons presque des incompatibilités, qui ont dû fortement intriguer et dérouter l'accoucheur. Voyez en effet : l'utérus est très-évasé, présentation transversale ; — aspect bilobé du centre par dépression centrale : grossesse gémellaire ou présentation de l'épaule ; — les deux extrémités de l'ovoïde fœtal sont dans les hypocondres : épaule ; — les bruits du cœur s'entendent au niveau de l'ombilic : siège ; — la poche

des eaux est très allongée : encore présentation pelvienne ;
— par le toucher intracervical on constate la présence des
pieds : siège, mode des pieds ; — les eaux s'écoulent et les
genoux viennent en présentation : siège, mode des genoux. Là s'arrête la série des palinodies diagnostiques,
dont toute la responsabilité doit remonter d'ailleurs,
croyons-nous, à l'extrême mobilité d'un fœtus probablement petit dans un liquide très-certainement augmenté, et aux fréquentes et faciles culbutes qu'il a dù y
exécuter.

Le cordon vint en procidence, comme il n'est que
trop fréquent dans les présentations pelviennes, et l'on
procéda à l'extraction manuelle du fœtus, mais uniquement pour le sauver de l'asphyxie menaçante qu'an-
nonçait la cessation des battements et nullement, ce
semble, pour remédier à un état dystocique du fait d'une
ascite qu'on n'avait point diagnostiquée.

A l'autopsie, on retrouve en plusieurs points l'em-
preinte du doigt de la syphilis : bulles de pemphigus et
macules décolorantes sur la peau ; hypertrophie du
foie ; mégalosplénie ; péritonite locale. L'ascite est assez
considérable et peut être rapportée soit à la péritonite,
soit à la gêne circulatoire produite par les lésions splénique et hépatique. L'heure devant bientôt sonner d'une
occasion meilleure, d'un cas plus typique, pour la discussion de cette double genèse, nous nous bornerons
pour le moment à cette simple mention.

OBSERVATION X.

(Communiquée par M. Potocki, interne à Lariboisière.)

*Syphilis du fœtus. — Hydropisie de l'amnios. — Péritonite gé-
néralisée avec ascite. — Diverses lésions viscérales de nature
syphilitique.*

En mars 1884 (la date n'a pu être exactement précisée),
la femme B..., 23 ans, accouchait salle Sainte-Anne, après 19
heures de travail, d'un enfant vivant, au terme de 6 mois, du
poids de 1450 grammes et de sexe féminin, qui mourut une
demi-heure après sa naissance. Rien de spécial dans l'accouchement qui fut tout spontané, si ce n'est une très-grande
quantité de liquide amniotique.

La femme B..., sur laquelle ainsi que sur son mari nous
manque tout renseignement au point de vue syphilis ou tuberculose, avait eu deux accouchements antérieurs, tous les deux
avant terme, à 7 mois 1/2. Le premier enfant était mort et
macéré ; le deuxième a vécu une heure.

Voici ce que nousa permis de constater l'examen des annexes
et du fœtus :

Le placenta est volumineux ; il pèse 750 grammes, alors que
le fœtus n'en pèse que 1450. Ce n'est plus la proportion ordinaire de 1 sur 4, mais bien de 1 sur 2. — La caduque est
épaissie ; le tissu placentaire lui-même semble d'aspect
normal.

Le corps de l'enfant est presque entièrement recouvert d'une
éruption formée de taches rondes, sans saillie, régulières,
isolées ou réunies en groupe. Ces taches sont rouges ou rosées,
plus foncées à la périphérie, plus claires au centre ; légère des-
quamation en certains points. Bulles de pemphigus à la plante
des pieds, les unes encore entières, les autres déjà rompues ;
soulèvement de l'épiderme sur la moitié au moins des faces
plantaire et dorsale des deux pieds.

Pas de vice de conformation.

A l'ouverture de l'abdomen distendu, dur, comme ballonné, on trouve des lésions de péritonite généralisée : épanchement ascitique limpide, de couleur jaune, et exsudats gélatineux, blanc-jaunâtres, tapissant toute la cavité du bassin, et recouvrant les anses de l'intestin grêle et les faces supérieure et inférieure du foie. Dans l'épaisseur du petit épiploon, on trouve des noyaux ronds, blanchâtres, semblables à des grains de semoule peu cuits, qu'on prendrait pour des tubercules. L'intestin n'offre pas de lésions macroscopiques. Le foie pèse 120 grammes. Rien de particulier à la surface. Aspect marbré de la coupe, constitué par des plaques épaisses de tissu pâle comme s'il y avait dégénérescence graisseuse et quelques points blancs qui ne paraissent être autre chose que des coupes de vaisseaux. Rate : 20 grammes. Rien à l'intérieur ni à la surface. Dans les reins, on distingue mal les deux substances : la plus grande partie de la coupe est formée d'un tissu blanc qui infiltre la substance propre du rein, et qui surtout au centre l'a remplacée complètement, comme ferait un néoplasme. Pas d'infarctus uratiques. Les reins ne pèsent que 20 grammes ; mais les capsules surrénales sont volumineuses. Le tissu cellulaire qui accompagne la veine cave et les vaisseaux iliaques externes est rouge, infiltré, ramolli. Poumons : durs dans toute leur étendue ; ecchymoses superficielles nombreuses. A la coupe, aspect marbré ; infiltration par petites masses d'un tissu blanchâtre, surtout au centre du lobe médian droit. A ce niveau, un gros noyau de cette nature, du volume d'une noisette, apparaît sous forme d'une tache blanche à la surface du poumon. Rien d'intéressant à noter dans les autres organes.

Rabâchage peut-être, mais d'une vérité douloureuse : la syphilis ici encore est au premier plan. C'est une véritable marée montante, un envahissement général : la syphilis est partout, menaçant les sources mêmes de la

— 48 —

vie et mettant en péril pour un avenir plus ou moins
prochain les destinées de l'espèce humaine ; car nulle
part ses coups ne sont plus redoutables, les lésions créées
par elle plus variées et plus fatales, que lorsqu'elle s'a-
dresse au produit de la conception de la femme, au
fœtus. D'après une statistique personnelle, M. Hiridoyen
établissait il y a quelques mois (1), que la proportion
des mort-nés parmi les produits des femmes syphilitiques atteignait le chiffre effrayant de 3 sur 4. De telles
constatations se passent de tout commentaire.

Comment s'étonner d'ailleurs de ce résultat, quand on
rencontre chez , les hérédo-syphilitiques des lésions
aussi graves que celles de notre enfant ? En outre des
manifestations cutanées : taches érythémateuses, phlyc-
tènes, bulles de pemphigus, dont nous ne parlons que
parce qu'elles sont caractéristiques, — les poumons, les
reins, et probablement aussi le foie et le péritoine, présentent des déterminations syphilitiques. Ces infiltrations
de tissu blanc parmi la substance propre des reins, ce
néoplasme central de même nature surtout, sont évidemment des syphilomes. Des gommes aussi, ces masses
blanchâtres, les unes punctiformes, les autres en gros
noyaux, qui marbrent la surface du poumon ou farcis-
sent les lobules centraux. La lésion hépatique est moins
nette : sa description rappelle assez cependant l'infiltration gommeuse commençante, pour nous mettre en droit
de parler de syphilis. Plus délicate à trancher est la
question du péritoine. L'inflammation est évidente :

____

(1) *Journal de Médecine de Bordeaux*. Séance du 26 mai 1886.

l'ascite et les fausses membranes sont là pour en témoigner; mais qu'y a-t-il sous cette inflammation ? Quelle en est la cause prochaine ? Devons-nous faire intervenir un acteur nouveau ? Serait-ce ici, comme dans le cas de Hemmer (1), un semis d'hydatides ? ou plutôt, comme dans une observation de Trenel et comme semble le croire l'auteur de l'autopsie, avons-nous affaire à des granulations tuberculeuses ? Nous contenterons-nous au contraire d'un seul coupable, et faisant porter à la syphilis la responsabilité des lésions péritonéales, comme de celles des reins et du poumon, ne verrons-nous ici que des gommes nodulaires ? Les hydatides d'Hemmer nous ont toujours laissé rêveur, pour ne pas dire incrédule; nous ne repoussons pas la tuberculose, mais à vrai dire, si les gommes du péritoine avaient été décrites, gommes qui, non rencontrées chez l'adulte, peuvent exister chez le fœtus, nous croyons que leur physionomie serait absolument identique à celle de ces grains de semoule peu cuits qui sablent le petit épiploon.

Observation XI.

(Communiquée par M. Potocki, interne à Lariboisière).

Ascite hémorrhagique chez un fœtus syphilitique mort en naissant, avec altérations profondes du foie et des reins.

Femme C..., 31 ans, entrée le 3 août 1884 et couchée salle Sainte-Anne, lit n° 15. — Trois accouchements antérieurs d'enfants à terme, dont 2 sommets et 1 épaule, morts tous les trois dans leur première enfance, le premier à 17 mois, le deuxième à

---

(1) *N. Zeitschrifft f. Gyn.* T. IV.

Angelby.   4

6 mois, le dernier à 22 mois. — La mère est nettement syphilitique; le père, unique pour les trois enfants antérieurs et l'actuel, ne semble pas indemne de tout soupçon, car « il est en ce moment à l'hôpital, nous dit sa femme, pour faire soigner des boutons qu'il a sur tout le corps ».

La grossesse actuelle paraît avoir atteint 8 mois d'âge, et rien dans son cours pas plus que dans l'état présent ne semble digne de fixer l'attention. L'enfant est vivant et se présente en O I G A. A 4 heures 1/2 du matin, après douze heures de travail, expulsion spontanée, parmi une assez grande quantité de liquide amniotique verdâtre, d'un garçon vivant, du poids de 2630 grammes, qui meurt presque aussitôt, après avoir tenté quelques brèves inspirations.

Le placenta, normal d'ailleurs, pèse 740 grammes.

A l'*autopsie*, pratiquée trente-six heures après seulement (fœtus conservé dans la glace), ce qui frappe tout d'abord dans l'aspect extérieur du cadavre, c'est le volume exagéré du ventre, augmenté encore par un œdème des parois thoracique et abdominale, double particularité qui avait déjà attiré notre attention à la naissance et nous avait fait penser à une ascite congénitale. L'ouverture de l'abdomen justifie nos prévisions : nous trouvons en effet la cavité péritonéale distendue par une ascite notable, constituée par un liquide rougeâtre, parmi lequel flottent, dans sa partie inférieure, de nombreuses fausses membranes non adhérentes, rouges, qui ressembleraient à de légers caillots sanguins. Etat lavé du mésentère et de l'épiploon ; œdème de ces organes. Nombreux ganglions mésentériques engorgés.

Estomac et intestins : rien de particulier.

Le foie est volumineux et pèse 250 grammes. Aspect extérieur normal ; en un point de sa face inférieure, existe un petit kyste du volume d'un pois et de contenu liquide. A la coupe, consistance plus grande qu'à l'ordinaire, coloration plus blanche. Travées fibreuses autour des branches de la veine sushépatique, spécialement abondantes autour du point où ces

veines se collectent en gros troncs, au niveau du bord posté
rieur du foie. La vésicule contient une bile brunâtre.

La rate est augmentée de volume; rien de spécial d'autre
part.

Les deux reins sont blancs. L'un —? — plus altéré que l'autre présente à un haut degré des lésions qui simulent celles de
la néphrite parenchymateuse : aspect blanchâtre de la surface;
à la coupe, disparition partielle, en certains points, de la substance des pyramides, et par contre, augmentation de l'étendue
des colonnes de Berlin. Congestion générale; décortication
facile.

Le cœur est blanc sur presque toute la surface, également
blanc à la coupe. Le cœur droit ne contient pas de sang ; dans
le cœur gauche, des caillots et du sang liquide.

Rien aux poumons ni au cerveau.

Deux cas déjà se trouvent signalés dans la science
d'épanchement ascitique coloré en rouge. Dans le premier cas, Depaul nous parle de sérosité sanguinolente ;
dans le second, attribué à Cade, il est question de liquide
aqueux rougeâtre. Depaul et Cade avaient tous deux
pratiqué la paracentèse, Depaul avec son doigt, Cade
avec un trocart, et l'on est en droit de se demander si la
coloration rouge de l'ascite n'était pas attribuable à la
chute dans le liquide d'une certaine quantité de sang à la
suite du trauma opératoire. Aucune mention d'ailleurs
n'est faite dans les deux autopsies ni d'exsudats, ni de
fausses membranes. Nous avons donc ici un cas unique
chez le fœtus de péritonite hémorrhagique chronique,
telle qu'elle se présente chez l'adulte, dans les cas, par
exemple, de cirrhose hypertrophique et de maladie de
Bright, — c'est-à-dire sous forme de néomembranes

formées tantôt de feuillets superposés séparés par du sang épanché, tantôt d'une seule couche de tissu embryonnaire infiltrée de globules rouges, néomembranes qui tapissent la surface pariétale du péritoine ou flottent le plus souvent, surtout lorsqu'elles sont épaisses et ecchymotiques, dans un liquide fortement rougi par du sang extravasé. Ici l'ascite est considérable et a déterminé dans le mésentère et l'épiploon un œdème favorisé d'ailleurs par l'état inflammatoire de ces organes.

Le point de départ de cette pachypéritonite ne paraît pas être une inflammation localisée de la séreuse. Pas plus autour du foie que de la rate ou des autres organes intra-abdominaux, il n'est question de péritonite partielle; et nous voici dès lors tenté d'en chercher la cause soit dans un processus général, soit dans une détermination morbide locale étrangère ou afférente à ce processus.

L'hérédo-syphilis existe : la mère est convaincue, nous dit l'observation, le père est soupçonné. D'autre part, nous avons une hépatite hypertrophique — le poids de l'organe a plus que doublé — dans laquelle la congestion joue peut-être le principal rôle, mais qui nous présente à côté de l'hyperémie un travail de sclérose déjà avancé, sous forme de travées fibreuses environnant les gros troncs terminaux des veines sus-hépatiques. A leur tour les reins s'offrent à nous avec les caractères du gros rein blanc de la néphrite parenchymateuse : aspect blanchâtre de la surface ; congestion générale intense ; prolifération du tissu conjonctif ; étouffement et disparition de la substance propre. Entre ces trois prévenus, il est permis d'hésiter à choisir le coupable ;

— 53 —

noas exonérerions volontiers le premier, la syphilis, mais l'élection entre les deux autres est trop difficile pour que nous ne reculions pas devant cette tâche.

(Communiquée par M. Berthod, interne à la Maternité, service de M. le professeur Tarnier).

Grossesse gémellaire. — Mort, après quelques inspirations, des deux fœtus : l'un par faiblesse congénitale, l'autre par ascite. — Cirrhose atrophique chez le fœtus hydropique.

La nommée Mar..., 27 ans, femme de chambre, est entrée le 12 octobre 1886, à 10 heures 1/2 du soir, à l'hospice de la Maternité.

Constitution robuste ; réglée à 13 ans ; écoulement menstruel abondant pendant quatre à cinq jours tous les mois périodiquement. A eu un premier accouchement il y a deux ans. L'enfant, garçon à terme, vint par le sommet. Dernières règles à la fin de février 1886. Aucun incident pathologique n'est intervenu pendant la grossesse ; et, pas plus en ces derniers mois qu'à aucune autre époque de sa vie, du reste, on ne retrouve d'accidents pouvant être attribués à la syphilis ou à toute autre affection diathésique.

Les premières douleurs ont apparu le 12 octobre, vers les 9 heures du soir. Quand la femme Mar... entre dans le service, la poche des eaux est rompue, le col effacé et la dilatation grande déjà comme une pièce de deux francs. A minuit et demi, la dilatation était complète et la mère accouchait spontanément de deux jumelles, l'une qui se présentait par la tête en O I G A et l'autre par le siège en S I G P. La première venue pesait 1720 grammes et la seconde 630. Le terme était de 7 mois et une semaine environ. Toutes deux essaient quelques inspirations et succombent au bout d'une dizaine de minutes, la plus petite quelques instants après la plus volumineuse. La délivrance fut normale; elle était complète 5 minutes après l'accouchement.

L'*autopsie* des enfants fut pratiquée le lendemain dans l'après-midi.

La seconde jumelle, la plus petite, longue de 20 centimètres, était développée comme un fœtus de 5 mois environ. Elle ne présentait d'ailleurs aucun fait intéressant à noter ici.

Chez la première jumelle, l'abdomen était distendu par de l'ascite; à l'ouverture, il s'écoule environ 500 grammes d'un liquide jaunâtre, citrin, ayant en un mot tous les caractères du liquide ascitique ordinaire. Les caractères macroscopiques et microscopiques du foie et de la rate sont exactement ceux que présentent ces organes dans le cas de cirrhose atrophique de l'adulte. Les reins, non plus que le tube intestinal, n'offrent rien de particulier à noter. Pas d'épanchement dans la cavité thoracique. Les poumons sont en état d'atélectasie fœtale. Le cœur est bien conformé.

Fréquemment, dans les grossesses gémellaires, quand l'un des fœtus souffre dans sa nutrition pour une cause qui lui est personnelle, il semble que le second invité assis à la table maternelle profite de l'abstention de son voisin pour accaparer le plat presque tout entier et se gorger aux dépens de l'autre ; et l'on voit alors sortir du même repas deux convives d'aspect bien différent : l'un malingre, chétif, et, malgré ses allures d'affamé, ayant devancé quelquefois l'heure fixée ; l'autre gros, florissant, qui a pris tout le temps donné et entre dans la vie avec une mine de gourmand et de satisfait. Rien de pareil pour nos deux jumelles : toutes les deux ont pâti, sans que l'on en puisse trouver la cause dans le plat mater-nel, et il semble même que ce soit celle que des lésions organiques établissaient dans un état d'infériorité marqué vis-à-vis de l'autre qui ait le mieux profité de la nourriture servie. Simple remarque d'ailleurs.

Le fait capital de cette observation, c'est la génèse spéciale de l'ascite, c'est la cirrhose atrophique, et la cirrhose sans diathèse appréciable. Le détail des lésions fait défaut, mais l'affirmation est trop catégorique pour que la chose puisse être mise en doute. Cas à rapprocher d'un autre à peu près similaire (Observ. XV) à propos duquel nous aurons l'occasion d'émettre les réflexions qu'il provoque en nous.

Jusqu'ici l'ascite ne s'est montrée qu'un facteur négligeable au point de vue accouchement. Dans la plupart des cas on ne l'a même pas soupçonnée avant la constatation par la vue directe. Soit modicité de l'épanchement, soit petitesse générale du fœtus, soit toute autre circonstance favorable, nous avons vu les accoucheurs assister les bras croisés et les forces de la nature suffire seules à l'expulsion de tous les fœtus précédents. Mais l'ascite congénitale n'a pas toujours des allures aussi bénignes, un rôle aussi effacé dans l'acte tocologique. Parfois, au cours de l'accouchement qui semblait le plus simple, elle révèle tout à coup sa présence par des effets d'autant plus redoutables qu'ils sont plus inattendus et plus tardifs. En d'autres occasions où, soit avant, soit pendant l'accouchement on l'avait devinée, reconnue, elle n'en est pas moins restée une cause sérieuse de dystocie et a nécessité une intervention dangereuse mais inégalement pour la mère et pour le fœtus.

Les trois observations qui suivent (XIII, XIV et XV)

nous donnent à des degrés divers la preuve de ses qualités dystociques. La première de ces observations, dont la présence ici est due à la singularité d'un autre de ses détails que l'intervention opératoire, est le simple résumé d'un cas américain emprunté par nous aux Archives de Tocologie du 15 avril 1886. La seconde a fait déjà l'objet d'une importante communication de M. Porak à la Société de Médecine du IV⁰ arrondissement, au mois d'octobre 1885. La dernière est la relation intéressante à plus d'un titre d'un cas de dystocie par ascite dont la Maternité de Paris a été récemment le théâtre, et nous a été gracieusement communiquée par notre excellent et savant ami, M. Berthod, interne de M. le professeur Tarnier.

OBSERVATION XIII.

(Crandall. — The medical Record — 13 mars 1886, p. 303.)

Ascite congénitale. — Survie de 19 jours; au 14ᵉ jour, l'ascite semblait avoir complètement disparu. — Mort par bronchite capillaire.

Dans le cours d'un accouchement, la tête et les épaules avaient été expulsées sans difficulté, mais il fut très difficile d'extraire le reste du corps, en raison du volume anormal de l'abdomen. Celui-ci était tendu, les veines superficielles étaient saillantes, et la percussion révélait de la matité sur les côtés et de la résonnance au-dessus. Il existait une cyanose prononcée et une grande gêne dans la respiration évidemment due à des phénomènes de compression. Une ponction capillaire donna issue à un liquide clair, ambré, qui n'était pas de l'urine. Il existait un léger ictère, mais en dehors de cela, l'enfant paraissait bien portant. Tout d'abord on voulut le ponctionner et évacuer le liquide, mais ensuite on jugea plus prudent de ne pas le faire. Peu à peu le volume du ventre diminua; et, au bout de quatorze jours, il était redevenu normal. L'enfant fut alors pris d'une bronchite capillaire, dont il mourut au bout de cinq jours.

Ainsi donc, chez un nouveau-né dont l'épanchement intrapéritonéal était assez considérable pour développer dans les veines sous-cutanées de l'abdomen une circulation supplémentaire et pour provoquer des difficultés sérieuses dans l'extraction lors de l'accouchement, la vie s'est montrée compatible avec l'ascite congénitale. Et nous ne parlons pas de quelques minutes ou de quelques heures de survie — les exemples en abondent —, pas même de quelques jours. Quand l'enfant est mort, l'ascite n'existait plus; rien de ce chef ne s'opposait à une prolongation indéfinie de l'existence. C'est là le seul exemple d'enfant arrivant au jour avec une ascite qui s'en soit débarrassé de lui-même et soit rentré ainsi dans les conditions ordinaires des nouveau-nés, le seul qui jette un rayon d'espoir parmi les sombres prévisions du pronostic, et c'est à ce titre que nous avons cru devoir le noter ici.

Quand le Dr Crandall faisait cette communication à la Société de gynécologie de New-York, l'autopsie de l'enfant n'avait point été pratiquée. Nous avons depuis lors vainement fouillé les gazettes américaines. Les lésions anatomiques nous restent donc inconnues, aussi bien que maints autres détails importants de l'observation. A priori, cependant, nous croyons pouvoir affirmer qu'on n'a trouvé chez cet enfant comme substratum hydropigène ni lésions inflamatoires, ni altérations organiques,

et que toute l'histoire pathogénique de cette ascite doit
se résumer en un seul mot : stase veineuse.

OBSERVATION XIV

(Communiquée par M. Porak, accoucheur à l'hôpital Saint-Louis.)

*Dystocie par ascite du fœtus. — Dégénérescence kystique des
reins. — Rétention d'urine. — Valvule uréthrale. — Tractions répétées sans succès. — Accouchement facile après la
ponction abdominale. —Mort de la mère par rupture utérine.*

La femme G..., 26 ans, est apportée dans le service le 25 février 1885, à 6 heures 1/2 du soir. A l'examen, on constate ce
qui suit :

La tête de l'enfant presque décollée du tronc est en dehors
de la vulve, et il y a procidence complète du bras gauche. Le
ventre n'est pas développé outre mesure, ni très douloureux à
la pression. Pas d'hémorrhagie. Les contractions utérines se
répètent toutes les 15 ou 20 minutes et sont peu marquées. Etat
général mauvais : le pouls est fréquent, la température est
de 38° ; la malade est abattue, inquiète, excitable ; elle craint
tout examen ; cependant elle a toute son intelligence et répond
parfaitement aux questions qu'on lui pose.

Voici maintenant les renseignements qui nous ont été fournis.
tant par elle que par les médecins qui l'accompagnaient.

Elle a joui d'une bonne santé pendant son enfance — a mar-
ché à 1 an environ — a été réglée à 14 ans et régulièrement
depuis lors — a eu deux grossesses antérieures, arrivées à
terme sans incident, et terminées par des accouchements normaux : 1re grossesse en 1880 (enfant mort à 18 mois); 2e grossesse en 1882 (enfant vivant). Dix jours environ après son
deuxième accouchement, elle serait tombée malade, aurait
gardé le lit pendant trois semaines, et aurait été soignée pour

une fièvre muqueuse. Quant à la grossesse actuelle, elle remonterait au mois de juin 1884 — les dernières règles ont apparu le 14 juin — et serait ainsi de 8 mois et demi environ. Ni accidents, ni complications pendant la durée de cette grossesse. Les mouvements actifs du fœtus ont été perçus jusqu'au moment de l'apparition des premières douleurs; l'abdomen s'est développé progressivement, sans augmentation notable, extraordinaire, dans les derniers mois : le ventre avait, dit la malade, à peu près le volume qu'il présentait pendant les grossesses précédentes; jamais non plus d'œdème aux membres inférieurs.

Les premières douleurs se sont manifestées le 25 à 7 heures du matin. Quand la sage-femme arriva, vers les 10 ou 11 heures du matin, la tête avait déjà franchi la vulve. La malade n'a pu nous dire si elle a perdu beaucoup d'eau. Le tronc ne sortant pas, la sage-femme exerça sur la tête des tractions répétées et administra de l'ergot de seigle. Deux médecins appelés à 2 heures du soir trouvèrent le bras droit complètement arraché et la tête ne tenant plus au tronc que par quelques lambeaux cutanés. Des tentatives multiples et malheureuses de version furent faites sans résultat.

La malade fut alors transportée de son domicile, Bobigny, à l'hôpital Saint-Louis.

A 8 heures du soir, M. Porak, la malade ayant été endormie, introduit la main droite dans l'utérus, puis, reconnaissance faite de l'obstacle, il perfore la paroi abdominale du fœtus avec le crochet de Delore. Immédiatement, il s'échappe un litre environ d'un liquide légèrement jaunâtre, et l'extraction de l'enfant se fait sans difficulté. Délivrance naturelle. Pas d'hémorrhagie consécutive.

Le lendemain matin, 26 février, à la visite, l'accouchée est faible, abattue, toujours inquiète; elle se plaint de douleurs abdominales et épigastriques. Le ventre est douloureux à la pression, mais non ballonné. Pas d'hémorrhagie; pas de vomissements. On place 10 sangsues sur le ventre, on donne les opiacés, et des injections antiseptiques sont poussées dans l'utérus.

Le soir, même état: douleurs abdominales persistantes, sueurs froides. T. : 37° 4. — Pouls : 140.

Décès le 27 février, à 9 heures du matin.

Autopsie de la mère pratiquée vingt-quatre heures après la mort. Putréfaction déjà avancée ; péritoine distendu par des gaz fétides. A l'ouverture de l'abdomen, on ne constate ni fausses membranes rendant les anses intestinales adhérentes, ni épanchement de liquide purulent; mais dans la fosse iliaque gauche et dans la région lombaire correspondante, on trouve un épanchement de sang noir, en partie coagulé et pouvant être évalué à 200 gr. environ. Ce foyer hémorrhagique communique largement avec une rupture siégeant sur le bord correspondant de l'utérus. Les organes génitaux étant enlevés, on constate que la rupture suit en effet à peu près exactement le bord de la matrice, et qu'elle part de l'orifice externe du col pour remonter jusqu'à l'union du tiers supérieur avec les deux tiers inférieurs du corps utérin.

La colonne lombaire présente une déviation scoliotique peu marquée, avec convexité tournée à gauche. Le bassin est légèrement oblique-ovalaire, aplatissement de la ligne innominée à gauche; déviation très nette de la symphyse qui est déjetée du côté droit et ne répond plus à la ligne médiane.

Autopsie de l'enfant. — Sexe masculin. Le poids du corps est d'environ 2690 grammes.

Le cordon ne présente rien d'anormal ; la veine ombilicale est perméable et facilement injectée, ainsi que les artères ombilicales.

Les viscères thoraciques : cœur, poumons, thymus, gros vaisseaux, sont sains. Le foie est normal; son poids est de 119 grammes. Rate normale ; poids : 13 grammes. La cavité du péritoine peut contenir environ 1 litre de liquide, et le diamètre transverse de l'abdomen est alors de 27 centimètres. La séreuse, au niveau de son feuillet pariétal principalement, est injectée ; les vaisseaux du mésentère, des mésocolons, sont remplis de sang, et l'on distingue nettement les arcades vasculaires. Pas d'adhérence des anses intestinales, qui sont saines ; nombreux ganglions mésentériques, dont la plupart ont le volume d'un grain de chènevis.

Des lésions multiples siègent dans les différents organes de l'appareil urinaire : ce sont ces lésions que nous allons décrire maintenant.

Reins. — Leur extrémité supérieure est coiffée par les capsules surrénales qui sont aplaties et adhérentes à cette extrémité. *Le rein gauche* présente des adhérences assez intimes avec le mésocolon descendant, la face inférieure du diaphragme et la portion correspondante de la paroi abdominale. Il est volumineux et a subi la dégénérescence kystique. Dimensions : longueur 11 cent., largeur 4 cent., épaisseur 2 cent. Il présente sur toute sa périphérie et dans sa profondeur de nombreux kystes remplis d'un liquide transparent ; les plus gros ont le volume d'une noisette, la plupart celui d'un pois, d'autres des dimensions encore plus petites. Sur le bord externe de l'organe, il en est un de remarquable par sa taille qui égale le volume du poing d'un adulte ; sa surface interne est blanche, régulière et n'offre aucun orifice ; il renferme un liquide analogue à celui des autres kystes. A la coupe, le rein présente un tissu d'aspect blanchâtre, où se trouvent éparses de nombreuses cavités kystiques, et où il est impossible de reconnaître les parties constituantes ordinaires de l'organe. Quant au *rein droit*, il n'est nullement adhérent ; ses dimensions : longueur 4 cent., largeur 3 cent., épaisseur 1 cent. 1/2, sont beaucoup plus petites que celles du rein gauche ; mais il a subi également la dégénérescence kystique, et renferme, à sa périphérie comme dans sa profondeur, de nombreuses cavités kystiques, du volume d'un pois ou d'un grain de millet et remplies de liquide transparent.

Uretères. — Du bord interne du rein gauche partent plusieurs canaux qui se réunissent en trois branches plus volumineuses, lesquelles, très courtes, se confondent bientôt pour former une poche pouvant. admettre l'extrémité du doigt et qui représente le bassinet. Celui-ci se termine par un uretère qui est dilaté et allongé ; il mesure 43 cent. de long et a 1 cent. de diamètre. Il forme de nombreuses circonvolutions adhérentes les unes aux autres. Il est rempli et distendu par un liquide jaunâtre et communique librement en bas avec la cavité vésicale. L'uretère droit a le même diamètre et mesure 23 cent. de long ; il est sinueux et rempli de liquide, comme le gauche.

Vessie. — La vessie renferme environ 120 grammes de liquide albumineux. Les parois sont épaissies,et mesurent de 3 à 5 millimètres. La muqueuse est soulevée par de petites colonnes musculaires dirigées dans le sens longitudinal ; elles affectent le sens transversal au niveau du trigone. L'orifice des uretères est libre. Le sommet de la vessie dépasse l'ombilic ; il présente un petit kyste du volume d'une noisette, rempli d'un liquide transparent, et se terminant par le canal de l'ouraque qui est imperméable dans toute sa longueur.

Urèthre. Valvule. — On remarque dans la portion membraneuse de l'urèthre un repli muqueux très-prononcé, ayant la forme d'une valvule à concavité regardant la vessie. L'extrémité antérieure du vérumontanum, arrivé à la portion membraneuse, se termine en se bifurquant ; or, c'est de la branche gauche de bifurcation que part le repli valvulaire pour de là s'insérer à la face postérieure et au bord correspondant du vérumontanum. Cette valvule a 5 millimètres de profondeur et est constituée par un repli de la muqueuse uréthrale. Il est probable qu'un instrument, une sonde de petit calibre aurait pu passer de l'urèthre dans la vessie, c'est-à-dire franchir, en la relevant, la valvule: l'expérience n'a pas été faite. Mais un point plus important, c'est que les liquides, par suite de l'abaissement du repli valvulaire, ne pouvaient s'écouler de la vessie par le canal de l'urèthre. La canule d'une seringue ayant été introduite dans la portion prostatique, il a été impossible, malgré un effort prononcé, de faire passer le liquide au

delà de la valvule : celle-ci, par un mécanisme imité des val-
vules sigmoïdes, se tendait sous la poussée du liquide et déter-
minait ainsi une occlusion complète du canal. Les autres parties constituantes de l'urèthre étaient normales.

Pas d'autres vices de conformation siégeant sur les différents
autres organes.

Voilà un trop frappant exemple de l'importance que
peut acquérir la dystocie par ascite congénitale. Quel
drame lamentable qui, commencé à Bobigny dans les
souffrances illuminées d'espoir des premières douleurs,
s'est terminé à Saint Louis, après de sanglantes et dou-
loureuses péripéties, dans les affres mortelles de l'a-
gonie !

Plusieurs enseignements sont à retirer de ce cas, au
point de vue clinique, entre autres : l'absence fréquente
de tout symptôme révélateur de l'ascite pendant la
grossesse ; la difficulté du diagnostic, même quand l'attention de l'accoucheur est éveillée par les allures dystociques du travail ; la simplicité avec laquelle une
piqûre de trocart supprime en quelques instants l'obstacle reconnu ; la prudence enfin avec laquelle il faut
opérer des tractions sur le fœtus avant de s'être rendu
un compte exact de leur utilité ou de leur danger. Nous
devons ajouter, ce qui atténue un peu l'importance du
rôle joué par l'ascite, qu'il y avait dans cette dystocie
un second élément : un rétrécissement d'ailleurs peu
marqué du bassin.

Si nous entrons dans l'étude des pièces anatomiques
du fœtus et des conséquences étiologiques qu'on peut en
tirer, nous nous trouvons devancé dans cette route par

l'auteur même de l'observation, par M. Porak, qui voit ici
presque uniquement le processus inflammatoire et a fait
de ce cas un des piliers sur lesquels il a édifié sa théorie pathogénique de l'ascite congénitale. Nous aurions
mauvaise grâce à nous poser en contradicteur et à venir
saper par la base une théorie d'ailleurs fort séduisante.
Qu'il nous soit permis cependant de faire remarquer : —
que l'on comprend aussi bien, que l'on comprend mieux,
l'ordre chronologique des faits en disant : dégénérescence
rénale, puis péritonite consécutive, au lieu de placer la
péritonite au premier rang ; — que les reins du fœtus
fonctionnent réellement, efficacement, pendant la vie
intrautérine, comme le prouvent : et les recherches de
Dohrn qui a trouvé soixante-neuf fois sur cent de l'urine
dans la vessie aussitôt après la naissance, et les quantités de ce liquide intravésical mentionnées fréquemment
accrues quand il y a imperforation de l'urèthre, et les
qualités réellement urinaires dans plusieurs cas de ce
liquide, et la constatation par les infarctus d'un travail
énergique des reins ; — que dès lors on peut admettre
telles ou telles circonstances où se fera dans la vessie
une accumulation considérable d'urine par rétention,
circonstances effectuées dans les cas de Depaul, Mathew-
Duncan (1), Galabin (2), Arnold (3), et vingt autres ; —
que dans notre cas particulier, une valvule uréthrale
réalise parfaitement et fatalement, l'autopsie l'affirme,

---

(1) *Edimburgh Medical Journal.* t. xvi.
(2) *Obstetrical Transact.* t. xix. 1878.
(3) Thèse de Van Gelder. Paris, 1879.

les conditions favorables pour la rétention de l'urine dans son réservoir ; — que les faibles quantités du liquide trouvé et ses qualités albumineuses ne sont pas faites pour nous embarrasser, car d'un côté les dimensions de la vessie prouvent que le liquide a été précédemment plus considérable, et d'autre part la dégénérescence des reins et l'exosmose mutuelle entre le péritoine et la vessie suffisent à expliquer l'albumine de ce liquide; — enfin, et pour conclure, que l'on peut être violemment et très-raisonnablement tenté de résumer en ces termes le mécanisme pathologique et la succession des faits dans le cas qui nous occupe : valvule obturant l'urèthre; rétention d'urine dans la vessie; hypertrophie et dilatation de ce viscère ; propagation de cette distension dans les voies communicantes, ouraque : kyste, et uretères : hydronéphrose; troubles fonctionnels des reins, arrêt sur place du liquide sécrété, dégénérescence kystique; inflammation de l'enveloppe séreuse des reins avec extension commençante à l'ensemble du péritoine ; et finalement ascite, un peu par inflammation péritonéale peut-être, mais beaucoup par stase veineuse et augmentation de la pression intravasculaire à la suite de la dégénérescence du rein et de la suppression des sécrétions par cet émonctoire organique.

OBSERVATION XV

(Communiquée par M. Berthod, interne à la Maternité)

Dystocie par ascite fœtale. — Présentation du siège. — Accouchement après ponction d'un enfant mort-né atteint de cirrhose atrophique.

La nommée Jo..., 26 ans, domestique, est entrée à la Maternité le 9 août 1886, à trois heures de l'après-midi.

Toujours bien portante, elle a été réglée à 18 ans et ses menstrues depuis lors ont régulièrement apparu chaque mois pendant huit jours environ. A eu deux enfants à terme, tous deux vivants et normalement conformés. La dernière époque menstruelle date du 19 décembre 1885. La grossesse d'ailleurs a été bien supportée. Aucune manifestation syphilitique ni avant ni pendant la grossesse. Rien de particulier n'est découvert par l'examen du côté du cœur, du foie, des poumons et des reins.

Au palper, l'abdomen, qui est volumineux, étant donné l'âge de la grossesse — huit mois environ —, paraît distendu par une quantité considérable de liquide amniotique. Les parois sont tendues et ne permettent guère de se renseigner exactement sur la position du fœtus ou des fœtus. Aucune partie engagée. Un seul maximum cardiaque au niveau de l'ombilic et à droite. Au toucher, on sent un col court dont l'orifice externe se laisse distendre jusqu'à la dimension d'une pièce de deux francs; au moment des contractions, les membranes bombent fortement à son niveau, et l'on peut atteindre les pieds dans l'intervalle des douleurs.

Le travail marcha lentement et la dilatation ne fut complète que le 10 août à 7 heures du soir, au bout de 30 heures environ. Les membranes se rompirent spontanément et laissèrent écouler du liquide amniotique en quantité normale. Les pieds s'abaissent. A ce moment, le volume du ventre reste tellement considérable que le diagnostic de grossesse gémellaire paraît évident. Des tractions sont exercées sur le membre inférieur du fœtus, qui est très-facilement amené en dehors de la vulve. Mais l'extraction ne peut être poussée plus loin : le siège est arrêté au niveau du détroit supérieur. Le toucher est alors pratiqué à nouveau pour se rendre compte de la nature de l'obstacle, qui n'est pas, on le sait, un rétrécissement du bassin. La partie fœtale qui bute est volumineuse mais régulière, et, pendant la contraction de l'utérus, elle paraît uniformément tendue et résistante; lorsque la contraction a cessé, deux doigts introduits le long du plan antérieur du fœtus permettent, en déprimant la paroi abdominale, de reconnaître une sensation de fluctuation. Bien évidemment, il ne s'agit pas d'une hydrocéphalie : le siège se serait dégagé facilement; non plus d'une spina bifida qui siégerait sur le plan postérieur du fœtus. Il s'agit d'une collection liquide volumineuse dans l'abdomen du fœtus, vraisemblablement d'une ascite. Une ponction est alors pratiquée avec un grand trocart droit introduit sur la face antérieure de l'index droit comme conducteur, au-dessus du pubis et sur la ligne médiane; le trocart pénétra facilement, et aussitôt que la pointe eut été retirée, il s'écoula par la canule une grande quantité — 1,150 grammes — de liquide citrin, tout à fait analogue à celui de l'ascite. L'abdomen du fœtus s'affaissa comme un ballon crevé, et l'accouchement fut presque aussitôt terminé. L'enfant mort-né était un garçon de 1,690 grammes. Il était tout en ventre, mais ne présentait d'ailleurs aucune difformité, aucun vice de conformation.

Dix minutes plus tard — 8 heures 50 — la délivrance se terminait naturellement. Les annexes sont normales; le placenta pèse 500 grammes; le cordon mesure 58 centimètres; la poche amniotique a donné 800 grammes environ de liquide.

Les suites des couches ne furent pas simples. Dès le second jour, la température monta jusqu'à 39° 5, le ventre devint très-sensible et la malade dut passer dans le service de médecine. Sous l'influence du traitement institué, les accidents péritonéaux s'amendèrent. Mais il se développa une pneumonie vraisemblablement infectieuse du côté droit, qui retint la malade à la Maternité jusqu'au 2 octobre, époque où elle quitta l'hôpital complètement guérie.

Voici le résultat de l'*autopsie* pratiquée dans l'après-midi du lendemain.

La piqûre du trocart se voit à deux centimètres environ au-dessus du pubis; elle est située presque exactement sur la ligne médiane et n'a intéressé ni les intestins ni la vessie. — Le foie est petit, scléreux, dur, couleur vieux cuir; il pèse 60 grammes; au microscope on constate une prolifération du tissu cellulaire périvasculaire : tous les caractères de la cirrhose porte. — La rate, volumineuse, friable, pèse 15 grammes. — Les reins, les intestins, le pancréas, la vessie, l'ouraque, la vessie ombilicale sont d'apparence absolument normale.

Le cœur et les poumons sont sains; pas d'épanchement dans la plèvre ni dans le péricarde.

En un mot, tous les signes et rien que les signes d'une cirrhose atrophique fœtale.

La première partie de cette observation est le tableau symptomatique fidèle de ce qui se passe le plus ordinairement dans les cas heureux de dystocie par ascite fœtale. C'est, à ce point de vue, la contre-partie de l'observation précédente. Nous disons : dans les cas heureux, c'est-à-dire dans les cas où la femme a près d'elle, dès l'abord, un accoucheur prudent et expérimenté, dont l'attention — nous allons presque textuellement citer — a été mise en éveil par le développement insolite du ventre, qui cherche la cause de cette tension et de ce volume, s'étonne de voir les dimensions de l'utérus persister considérable après l'écoulement du liquide amnio-

tique, n'exerce que des tractions mesurées sur un fœtus
qu'il soupçonne d'anomalie, s'arrête dans ses efforts
aussitôt qu'il sent un obstacle inconnu les rendre inutiles, complète son diagnostic hésitant en introduisant
2 doigts jusqu'à l'obstacle qu'il reconnaît être l'abdomen
du fœtus développé par une collection liquide, s'adresse
pour en triompher au meilleur traitement : la ponction
par le trocart, et voit ses soins couronnés de succès par
une expulsion spontanée presque immédiate du fœtus.
Encore la lenteur et la prolongation du travail et ces
manœuvres opératoires variées ne laissent-elles pas que
de traumatiser plus ou moins la mère et d'avoir pour
elle des conséquences pathologiques qui sont ordinairement légères, mais qui peuvent, dans un milieu donné,
devenir plus sérieuses.

A côté de ces enseignements cliniques, cette observation nous offre une particularité d'une importance
capitale dans l'anatomie pathologique et dans la pathogénie de l'ascite congénitale. Sans cause appréciable,
sans diathèse incriminable, voici le second cas (Obser-
vat. XII) où nous trouvons chez un fœtus atteint d'ascite, comme lésion et pour toute lésion anatomique, la
cirrhose atrophique ; le second cas où, comme genèse et
pour toute genèse de l'ascite, nous avons la stase dans le
système porte par suite de la cirrhose du foie.

Si, cherchant à conclure de l'adulte au fœtus, nous
interrogeons l'étiologie de la cirrhose chez le premier,
nous voyons au premier rang l'alcoolisme, puis les maladies du cœur et des reins, la syphilis, l'impaludisme.
Les parents de nos deux fœtus étaient-ils frappés de

quelqu'une de ces déterminations morbides ? nous l'ignorons. L'infection de l'ascendant aurait-elle déterminé d'ailleurs l'imprégnation héréditaire ? Vrai pour la syphilis, nous ne saurions l'affirmer pour les autres.

Qu'importe au surplus? Le fait est là, évident, palpable : la cirrhose atrophique. Foie petit, scléreux, dur, couleur vieux cuir, avec proliférations de tissu cellulaire autour des vaisseaux : la description, pour un peu écourtée, n'en est pas moins typique. Ce n'est même plus la période de début, la période du tissu embryonnaire, où les cellules rondes ont entouré les branches veineuses interlobulaires sus-hépatiques et portes, envahi leurs parois qui se dilatent et donné ainsi au parenchyme hépatique un certain degré de mollesse qu'il ne possédait point jusque-là. Le tissu cirrhotique est devenu scléreux ; les éléments conjonctifs qui accompagnent les ramifications portes autour du lobule hépatique ont proliféré et étouffé par places ces veinules ; celles qui subsistent encore, de même que les vaisseaux de formation nouvelle qui ont apparu dans le tissu cirrhotique, ont perdu tous leurs éléments élastiques et contractiles, en sorte qu'à la compression et à la raréfaction du réseau porte est venu s'ajouter, comme cause de la stase sanguine et dès lors de l'ascite, cette perte de contractilité et d'élasticité des vaisseaux portes. Si l'on songe que « l'impulsion cardiaque et la *vis a tergo* sont faibles à l'état normal dans les veines qui reviennent de l'intestin et de la rate pour former le tronc de la veine porte », si l'on se rappelle d'autre part que ce même tronc de la veine porte est chez le fœtus obstrué par la majeure partie du sang qui arrive par la veine ombilicale, on ne s'étonnera point de voir, malgré le peu de développement que suppose dans le système capillaire porte originel l'absence de fonctions digestives et d'absorption active intestinale, le canal veineux se montrer insuffisant chez le fœtus, comme les veines portes supplémentaires chez l'adulte, à fournir un débouché à tout le sang artériel et porte. Et la même cause, la stase veineuse, produira chez le fœtus et l'adulte le même résultat : l'ascite.

Pour terminer ce chapitre clinique, nous avons emprunté à la Gazette médicale Lombardo-Italienne une Observation publiée en 1884 par le Dr Truzzi, d'une importance considérable au point de vue pathogénie de l'ascite. Nous ferons suivre sa traduction fidèle d'un résumé aussi exact que possible des réflexions qu'elle a provoquées chez son auteur.

Observation XVI.

(Publiée par le Dr Truzzi, dans la Gazetta medica Italo-Lombardo, n° du 4 avril 1884, page 139.)

Insertion vélamenteuse du cordon. — Hydramnios. — Hypertrophie congestive du foie et de la rate. — Ascite et œdème du grand épiploon. — Œdème cérébral. — Infiltration séreuse du tissu cellulaire sous-cutané de la tête et du thorax.

N° 134 du registre, 27 ans, couturière. Première apparition des règles à 14 ans ; celles qui ont suivi, d'abord normales, sont devenues irrégulières dans l'époque de leur retour et parfois même ont manqué. Elle s'est mariée à 19 ans ; onze mois après le mariage, elle dut entrer à l'hôpital des vénériens de Milan pour chancre syphilitique à la vulve. Elle était alors au second mois de sa première grossesse : avortement à la fin du 6e mois, fœtus mort et macéré.

A bref intervalle se succèdent six grossesses, dont la seconde est interrompue par un avortement spontané à 6 mois (fœtus mort et macéré), la 3e et la 4e se terminent par un accouchement prématuré (enfants vivants, qui meurent peu d'heures après leur naissance, sans manifestations syphilitiques apparentes), la 5e arriva à terme (fœtus vivant, sain, bien conformé) et la 6 fut interrompue par un avortement spontané à 3 mois.

Quant à cette septième grossesse, l'actuelle, la malade ne se rappelle pas l'époque de la dernière apparition menstruelle, non plus que le début des mouvements actifs du fœtus. A l'absence de ces dates anamnestiques s'ajoute, pour rendre difficile le diagnostic même approximatif de l'âge de la grossesse, une notable distension de l'utérus qui rend incertains et faux les renseignements donnés par la mensuration de cet organe. La circonférence maxima de l'abdomen est de 117 centimètres.

Le soir du 21 janvier, début spontané du travail, qui marche languissamment pendant la nuit. A 7 heures du matin, pour combattre l'inertie utérine du fait de la distension, la dilatation ayant atteint 6 centimètres, on ponctionne artificiellement les membranes, et l'on donne issue à 4 litres de liquide clair, de réaction neutre. Une légère perte de sang, diluée dans l'eau des derniers jets, nous annonce que, consécutivement à la rapide évacuation de la chambre utérine, il s'est fait un détachement partiel du placenta ; et cela, malgré que la ponction ait été pratiquée avec un fin stylet, pendant un intervalle d'arrêt des contractions, et en un point élevé de la poche amniotique.

Le battement fœtal va s'altérant progressivement ; sur cette indication, vers les 9 heures moins un quart, on intervint par une application de forceps sur la tête déjà descendue dans l'excavation pelvienne. La difficulté éprouvée pour l'extraction de la tête et surtout du thorax hors de l'orifice vulvaire nous fait soupçonner une distension pathologique de l'abdomen du fœtus : diagnostic qui se confirme bientôt facilement en introduisant quatre doigts entre la paroi vaginale et le tronc du fœtus, jusqu'à ce qu'on arrive sur son ventre, dont on perçoit le volume exagéré qui forme obstacle à l'accouchement. Avant de procéder à la paracentèse, on continue des tractions prudentes et soutenues, avec lesquelles on parvient à terminer l'extraction. L'enfant naissait fortement asphyxié, et, malgré les soins donnés, mourait quinze minutes après l'accouchement.

Dans un cas aussi intéressant, M. le professeur Porro voulut pratiquer avec soin l'examen du cadavre du fœtus. Voici maintenant les résultats fournis par la *nécropsie*.

Nouveau-né du sexe féminin ; — longueur, 43 centimètres ; — poids 2370 grammes ; diamètre bipariétal, 88 millimètres ; — cheveux de 1 centimètre de long ; — nutrition générale défectueuse ; — aucun signe extérieur du mal français (*sic*) ; — énorme distension de l'abdomen (circonférence ombilicale, 49 centim.) par collection liquide intrapéritonéale, que l'on évacue avec un petit trocart (tous les caractères du liquide ascitique : très riche en albumine, couleur citrine, réaction alcaline, poids : 200 gr., densité : 1002) ; — ramifications veineuses saillantes sous la peau du ventre.

A l'examen interne, des faits plus intéressants apparaissent : infiltration œdémateuse des téguments du crâne, avec ramollissement de toute la masse encéphalique, dans laquelle on peut dire que manque absolument toute distinction entre la substance blanche et la substance grise. Infiltration séreuse souscutanée de toute la région thoracique. Poumons complètement atélectasiés. Cœur normal, du poids de 16 grammes ; aucune trace d'endocardite fœtale, le trou de Botal est absolument libre. La cavité abdominale est remplie par un foie énorme du poids de 160 grammes. La rate, volumineuse elle aussi, congestionnée, pèse 16 grammes. Au devant des viscères abdominaux, on observe une tumeur kystique à parois brillantes, que l'on reconnaît être l'épiploon gonflé par une abondante collection de sérosité incluse entre les deux feuillets du péritoine : par une ponction, on évacue deux cuillerées environ d'un liquide citrin, limpide, tout à fait analogue au liquide libre dans la cavité abdominale. Reins normaux d'aspect et de consistance.

Il était important, dans ce cas, de demander pour l'examen histologique des viscères du fœtus l'opinion d'un histologiste compétent ; c'est pourquoi je m'adressai aux bons offices de mon illustre ami et collègue le Dr Staurenghi, premier assistant à la chaire d'anatomie normale de l'Université de Pavie ; et le résultat de ses recherches fut que l'on devait repousser toute idée d'altération de la substance des viscères, résultat confirmé par les observations d'un non moins autorisé micrologiste, le Dr Stefanini, professeur libre d'histologie auprès de la même Faculté : à l'un et à l'autre j'adresse ici mes profonds remerciements. « Les reins, comme le foie et la rate, m'écrivait le Dr Staurenghi, me présentèrent à l'examen microscopique les éléments connus, ordinaires, de leurs tissus respectifs à l'état normal ; normal aussi était le stroma conjonctif. »

Voici sous forme de quelques propositions le résumé promis des conclusions que le Dr Truzzi est amené à poser par les faits de cette observation :

1° L'insertion vélamenteuse du cordon est une cause certaine de retard dans la circulation fœto-placentaire, par suite du long trajet que les vaisseaux ombilicaux ont à faire à la surface des membranes pour gagner le placenta.

2° Elle peut devenir dès lors la cause d'une exosmose veineuse exagérée.

3° Cette cause peut être aidée ou gênée par diverses circonstances qui expliquent l'inconstance de l'effet produit, telles que : la plus ou moins longue distance de l'insertion du cordon au bord du placenta ; l'hydrémie maternelle ; la coexistence d'autres lésions chez le fœtus ou dans les annexes : vice de conformation du cœur, altérations hépatiques, torsion exagérée du cordon, etc.

4° Dans le cas actuel, la note dominante est sans aucun doute la stase veineuse, d'où provient toute la série des lésions à prime abord disparates. Etant donné, en effet, l'engorgement veineux des rameaux ombilicaux qui serpentent débarrassés de leur enveloppe gélatineuse sur la face fœtale du placenta, s'ensuivit par exosmose séreuse l'hydropisie de l'amnios. En même temps, cette lenteur circulatoire produisit, par le défaut de la vis à tergo, la congestion hépatique et secondairement la stase dans la veine porte ; d'où : congestion splénique (branche splénique de la veine porte), ascite libre dans le péritoine et kyste séreux épiploïque. Ici pas d'œdème des membres inférieurs, mais bien œdème des régions supérieures du fœtus (thorax, crâne, encéphale), parce que c'est vers ces régions que l'influence de la pesanteur devait, en raison de la présentation, faire dériver le cours de l'œdème. Au surplus la stase de la veine ombilicale et des vaisseaux intrahépatiques a dû amener un engorgement de l'oreillette droite et une stase consécutive dans la veine cave supérieure et ses branches.

Le Dr Truzzi, pour ajouter l'expérimentation au fait

clinique, a repris les expériences de Bar et de Sallinger, et les recherches entreprises par lui quoique non encore terminées, lui permettent d'avancer :

« 1° Que non seulement les liquides employés par Sallinger (eau, sang de bœuf défibriné) peuvent facilement exosmoser à travers les parois des vaisseaux ombilicaux, mais encore des solutions salines, et à faible pression, soit sur la face fœtale du placenta, soit à la surface du cordon;

2° Que le revêtement amniotique retarde mais n'empêche pas l'exosmose, laquelle se fera, il est vrai, dans les espaces aréolaires entre l'amnios et le chorion, plutôt qu'à la surface placentaire ;

« 3° Que l'exosmose est plus facile à la surface du cordon qu'à la face fœtale du placenta, condition encore bien plus favorable dans la vie intra-utérine que dans l'expérience, car les pressions à ce moment ne sont pas égales dans le territoire placentaire où tout favorise la rapidité de la circulation, et dans le cordon où n'existe qu'un seul vaisseau pour la totalité de la masse sanguine. »

DEUXIÈME PARTIE

Un résumé et une morale : tel est le titre que nous pourrions donner à cette 2° partie de notre thèse : constatation succincte des faits observés dans tous les cas d'ascite connus de nous, enseignements divers que nous apportent ces faits. Nous nous sommes donc adressé pour puiser les éléments de ce dernier chapître, non seulement à nos propres observations, mais encore à toutes celles (64) qui ont été publiées jusqu'à nous. Pour ces dernières, nous continuerons à citer, comme nous l'avons fait dès le début, sans nous répéter cependant, les sources originales d'où elles sont tirées ; mais, dans la crainte que l'une de ces sources nous échappe, et pour faciliter le contrôle, nous indiquerons les deux thèses de Van Gelder et de Poirier de Narçay, qui, se complétant l'une par l'autre, fournissent en un bloc l'ensemble de ces observations.

ANATOMIE PATHOLOGIQUE

L'ascite n'est qu'un syndrôme ; ce n'est point là une entité morbide ayant son existence propre, son évolution distincte, sa physionomie personnelle, et rien ne le prouve mieux que la multiplicité et la variété des lésions qui l'accompagnent chez le fœtus.

L'aspect général sous lequel se présente celui-ci est frappant. Quand il n'est pas déjà mort venu presque toujours avant terme, souvent atteint de vices de conformation, troublé dans son développement et par ses propres lésions organiques et par les altérations du liquide de l'amnios, il se présente à nous avec un habitus souffreteux, une taille rapetissée, des difformités plus ou moins apparentes, des membres grêles et chétifs, et surtout un ventre exubérant qui retient le regard. Les dimensions de ce ventre atteignent parfois des proportions telles qu'elles donnent au malingreux les apparences les plus tristement comiques d'une gigantesque araignée formée presque uniquement d'un ventre énorme, avec une petite boule au-dessus, la tête, et aux quatre coins un long bâtonnet, les bras et les jambes. Ajoutez à celà qu'il a subi parfois des mutilations partielles, et vous aurez le portrait complet de ce pauvre être.

A signaler encore, dans l'aspect extérieur : des exfoliations épidermiques, des traces de macération, des exanthèmes ordinairement syphilitiques et enfin des œdèmes sous-cutanés (Smith (1), Sanger (2), Lawson (3), VI, XI, XVI) plus ou moins généralisé .

A l'ouverture les lésions se multiplient, et pour mettre un peu d'ordre dans leur étude, nous allons partager les corps en trois cavités principales et étudier séparément leur contenu.

---

(1) *The obstetrical Transact.* T. XVII.
(2) Bar. Thèse de Paris, 1881.
(3) *The obstetrical Transact.* T. XVII.

1° Dans la CAVITÉ ABDOMINALE, on trouve un *épanchement* dont la quantité n'a souvent été indiquée que par
des termes vagues et qui,dans les cas où il a été mesuré,
atteint de 1 (Depaul, Aubenas (1),II, XIV)à3 (Deville, (2)
De la Motte), 4 (XVI) et 5 litres (Mauriceau, Portal,
Trenel, Moreau, Carpentier(3), Doléris) (4). Ses qualités
histologiques et chimiques et sa coloration sont en général celles de l'ascite ordinaire. Cependant,on y peut
trouver des fausses membranes et voir sa coloration
varier du jaune citrin au rouge (Depaul, Cade, Trenel,
XI), et au brun (De la Motte, Smith), par suite de la
présence d'épanchements sanguins dans le liquide et des
modifications subies par les globules rouges. En outre de
la sérosité libre dans la grande cavité péritonéale, on en
rencontre d'infiltrée (XI) dans les mailles de la séreuse
ou même de collectée sous forme de kyste (Aubenas,
XVI) entre deux de ses feuillets. Mentionnons à cette
place comme la plus appropriée les *autres hydropisies
cavitaires* que l'on peut rencontrer : dans la vaginale
(Lawson), dans le péricarde (Galetti, Smith, Lawson,
III, VI), dans les plèvres (Smith, Lawson, Basset (5), De
la Motte, Seulen, III) et dans les méninges (Charles)(6).
— Le *péritoine* présente ordinairement un aspect
blanchâtre, comme lavé, sur lequel tranchent parfois

(1) Robert. Thèse de Strasbourg, 1870.
(2) *Bulletin de la Société anatomique*, 1846.
(3) *Revue medico-chirurgicale de Malgaigne*. Paris, 1853.
(4) Poirier de Narçay. Thèse de Paris, 1884.
(5) *Obstetrical Transact.*, T. XIX.
(6) *Archives de Tocologie*, 1880.

des taches rosées (Trenel), des ecchymoses (IV, VI) ou
les traînées rouges des vaisseaux congestionnés (XIV).
Les inflammations partielles ne sont pas rares et se
développent surtout autour du foie et de la rate, sous
forme d'épaississement de l'enveloppe et d'exsudats. On
trouve aussi quelques exemples de péritonite généralisée
(Woss (1), Lohlein (2), Trenel, Aubenas, Porak, I, X) et
deux ou trois cas de productions spéciales à la surface
de la séreuse, où l'on a cru reconnaître des kystes hy-
datiques (Hemmer, Baumbach (3), des granulations tuberculeuses (Trenel) ou des gommes syphilitiques (X).
— Les *intestins*, en général refoulés en haut par le
liquide, subissent le contre-coup des inflammations péritonéales, contractent des adhérences entre eux ou
avec les organes voisins et présentent des atrophies
(Trenel, Moreau, Seulen, Deville), plus ou moins consi-
dérables. — Le *foie* (poids à terme : de 90 à 120 grammes) est un des organes les plus fréquemment frappés.
Treize fois il est augmenté de volume, et dans dix autopsies il est au contraire atrophié. Dans plusieurs autres
cas, il a subi des modifications d'aspect, de coloration
(Robert Lee (4), I, II, X), de consistance (Porak, Seulen,
III, XV), qui ne sont que la révélation extérieure des
altérations profondes de sa substance. Malheureusement, les examens microscopiques manquent trop sou-

---

(1) *Soc. de Gynécologie de Berlin*, 4 novembre 1865.
(2) Berlin, *Klinische Woochenschrift*, 1874.
(3) *Magazine für die gesammte Heilkumpe von Rust*, 1823.
(4) *Archives de Tocologie*, 1880.

vent, et l'on est forcé de s'en tenir à des conjectures, à
des probabilités. Une lésion unique, et qui a eu sur l'ascite une influence génésique incontestable, c'est une
crétification des parois et une oblitération consécutive
de la lumière des vaisseaux hépatiques, que l'on trouve
dans une observation d'Aubenas, citée par Robert. —
On sait les connexions intimes, les liens circulatoires
surtout qui unissent la *rate* au foie et qui font de cet
organe l'écho fidèle des lésions hépatiques. Aussi est-
elle signalée 11 fois plus volumineuse qu'à l'état normal (8 à 9 grammes) et 4 fois diminuée. Les hypertrophies sont peut-être simplement hypérémiques, mais il
semble qu'en deux occasions au moins on puisse parler
de cirrhose (III, V) à propos de son atrophie. — Dans
les *reins*, les altérations sont très variées : congestion
(Moreau, III), prolifération interstitielle (V), dégénérescence épithéliale (XI), transformation kystique (Arnold, XIV), gomme syphilitique (X), hydronéphroses
(11 cas) et inflammation de son enveloppe séreuse. Les
capsules surrénales nous présentent (Herman) (1) un
kyste hématique qui remontait si haut dans l'hypocondre droit que la veine porte se trouvait comprimée
jusqu'à son entrée dans le foie. — Le Mémoire de Depaul
nous a fait pressentir l'importance de la rétention
d'urine dans la *vessie* comme cause efficiente du trouble
concomitant de l'ascite congénitale. Nous avons fait
subir une réduction sévère d'effectif aux cas présentés

---

(1) *The Medical Times*, 1881.

Angelby.   6

par les auteurs comme ascite et rétention mêlés, et nous
restons encore en face de treize observations où l'existence simultanée des deux lésions est indéniable. Sur
les treize, huit fois la rétention est due à une imperforation de l'urèthre ; dans un cas les détails manquent ;
dans trois autres le canal est perméable et la cause se
dérobe; dans un dernier, une valvule siégant au niveau
du bec du verumontanum ne s'ouvrait que de l'extérieur
vers l'intérieur et fermait le passage à tout liquide dé-
bouchant de la vessie. D'ordinaire, conformément à la
loi de Stokes, les parois sont épaissies ; et l'on trouve
cinq fois des lésions inflammatoires ayant déterminé des
adhérences péritonéo-vésicales (Moreau, Galabin (1),
Cade, 2 Depaul). — Signalons, avant de refermer l'abdomen, la fréquence des *hypertrophies ganglionnaires*
du mésentère ou de l'épiploon.

2° Peu de chose dans le THORAX. Nous avons signalé
dans le *péricarde* et dans les *plèvres* des hydropisies
fréquentes ; on trouve, en outre, à leur surface viscérale
des ecchymoses sur lesquelles nous nous sommes déjà
longuement étendu, en les rencontrant, souvent en
compagnie de plusieurs autres, dans cinq de nos obser
vations. — Le *Poumon* ordinairement en état d'atélectasie, n'offre que des lésions insignifiantes, si nous en
exceptons un seul cas (X) de gomme syphilitique. —
Deux fois le *cœur* présente une anomalie d'une importance toute spéciale en l'espèce : c'est l'oblitération avant
l'heure du trou de Botal. Dans le cas de Lawson, il ne

(1) *Obstetrical Transact.*, T. XIX.

semble pas qu'il y ait eu altération consécutive de la
fibre cardiaque ; dans notre observation (III), l'obstacle
créé avait déterminé une dilatation considérable des deux
cavités droites.

3° C'est à peine si dans les observations antérieures
on s'occupe de la CAVITÉ CRANIENNE et de son contenu.
De nos propres observations, quatre (III, IV, V, VI) nous
présentent des hémorrhagies siégeant soit dans les méninges, soit dans la substance cérébrale, et trois nous
parlent de ramollissement, dont un cas fort suspect (V)
attribuable, suivant nous, à une altération post-mortem,
un autre (XVI) qui semble le résultat d'une infiltration
œdémateuse de tous les éléments du cerveau, et un dernier (III) qui nous présente le type du ramollissement
rouge d'origine artérielle.

Enfin, les ANNEXES sont assez fréquemment atteintes de
lésions, entre lesquelles dix-huit fois un hydramnios plus
ou moins abondant, treize hypertrophies placentaires qui
peuvent arriver à des dimensions extraordinaires
(Basset : 3 livres 1/2, Seulen : 5 livres 18 loths) eu égard
surtout à l'âge de l'œuf, et enfin, deux cas de cordon infiltré
(I, VI).

Comme on le voit, dans toutes les lésions qui accompagnent l'ascite, beaucoup d'incohérence, une inconstance générale qui ne permet d'attribuer à aucune d'elles
une valeur absolue, une fréquence et dès lors une importance relatives des altérations hépatiques, spléniques
et placentaires et des rétentions d'urine.

ÉTIOLOGIE

Que de fois les pathologistes se sont arrêtés embar-
rassés, dans la description d'une maladie, en ouvrant
ce chapitre de l'étiologie! Ils y multiplient les doutes et
les réticences, et se voient encore forcés de le terminer
par un point d'interrogation général. Que l'on ne s'étonne
pas, dès lors, si nous semons de peut-être cette page
étiologique, et si nous nous bornons à constater quelques
coïncidences, sans beaucoup conclure à la conséquence.
La tâche nous est d'ailleurs rendue plus difficile par le
manque quasi absolu de renseignements sur ce point
dans les observations antérieures, ce qui nous a confiné
dans nos ressources personnelles.

Nous diviserons, pour plus de clarté, en quatre groupes
distincts, les causes qui paraissent influer sur la production de l'ascite : causes héréditaires, causes fœtales,
causes placentaires, causes extérieures.

1° Deux termes dans le problème héréditaire :
le père, la mère. Le père souvent inconnu ou à peine
mentionné, et dont toute l'influence d'ailleurs peut se
résumer en la transmission d'une diathèse à son fruit,
influence que nous aurons l'occasion d'étudier à propos
de la mère.

C'est la mère qui va nous fournir le plus gros des renseignements étiologiques. Le nombre des grossesses antérieures paraît indifférent dans l'espèce, mais ce que
l'on trouve assez fréquemment (5/16), c'est une série

d'avortements ou d'accouchements prématurés chez une même femme dont la plupart des fruits antérieurs étaient mort-nés, et dont le dernier est ascitique. Une cause unique a dû présider à tous ces désastres, et si l'on cherche, on trouve presque toujours une diathèse à la clef, la *syphilis* surtout. Sur les cinq cas qui nous ont servi à établir la proportion, trois fois la syphilis est évidente (I, IX, XVI), et une fois elle est probable (X). Dans trois autres de nos observations (IV, VIII, XI), l'hérédité syphilitique est établie. Est-ce là une série heureuse ou réellement la syphilis est-elle aussi puissante? Quand on se souvient de la statistique effrayante fournie par M. Hiridoyen, chirurgien-adjoint à la Maternité de Bordeaux, que nous rappelions à propos de notre observation X et qui donne une proportion de 3/4 de mort-nés parmi les enfants des femmes syphilitiques, on ne peut s'empêcher d'accorder à l'infection héréditaire une importance capitale sur les troubles d'évolution du fœtus, sur l'ascite comme sur les autres lésions créées. Quel est le processus opératoire de le syphilis dans notre cas spécial? perturbation générale de l'économie ou bien lésion locale? nous n'avons point à le chercher ici et la chose d'ailleurs importe peu. — A côté mais bien au-dessous de la syphilis, nous pouvons placer la *tuberculose*. Le lymphatisme, la scrofulose, termes atténués et souvent synonymes, sont plusieurs fois signalés chez la mère; et nous trouvons en outre dans deux observations (Trenel, X), chez le fœtus, des productions péritonéales que l'auteur qualifie de granulations tuberculeuses. — Les *dyscrasies sanguines maternelles* paraissent mériter une mention spéciale, et malgré le mot de Portal : « L'hydropisie de la mère n'entraîne pas celle du fœtus », la coexistence fréquente de l'œdème chez la mère et de l'épanchement chez le fœtus indique un peu plus qu'une simple coïncidence. Nous ne parlons pas évidemment de ces œdèmes tout mécaniques que la compression du globe utérin produit assez fréquemment dans le domaine des veines iliaques, mais uniquement de ceux où l'on peut retrouver une origine dyscrasique, l'albuminurie surtout. A ce grand facteur d'hydrémie, ne pourrait-on pas joindre les cachexies, les anémies organiques et peut-être les hémorrhagies graves, toutes les causes enfin d'altérations nutritives profondes de l'élément sanguin ? Simple question d'ailleurs, car nous n'avons aucun fait authentique à citer, sauf pour le diabète qui semble plus particulièrement incriminable. Mathews-Duncan, dans son travail sur le diabète puerpéral, nous dit en effet que le fœtus mort est dans plusieurs cas décrit comme énorme ou d'un poids extraordinaire, probablement, ajoute-t-il, par suite d'une infiltration hydropique. Interprétation plausible, si l'on songe surtout que dans ces cas l'hydramnios était fréquent. — Un vice dans l'hydraulique maternelle, une *cardiopathie*, que l'état gravidique exagère encore, doit retentir sur la circulation fœtale, et dans notre observation II, nous nous sommes hasardé à trouver là l'explication de l'ascite. — Rappelons pour terminer que Trenel donne plusieurs fois à ses fœtus une mère atteinte *d'intoxication paludéenne;* puis, sans nous arrêter à des détails d'âge, de taille, de conformation extérieure de la mère, passons à l'examen des causes de l'ascite que l'on peut rencontrer chez le fœtus.

2° Entre les très-variées lésions que nous avons signalées dans les autopsies, il semble que, influence héréditaire sauvegardée, on puisse attribuer un certain rôle dans la production de l'ascite à deux ordres de ces lésions. Ce sont d'abord les *dégénérescences des reins, du foie et de la rate*, et en second lieu des arrêts de développement, des vices de conformation multiples, dont nous ne voulons retenir que : 1° ceux qui ont pour résultat la *rétention de l'urine dans la vessie* : imperforation de l'urèthre ou obstacle quelconque bouchant la lumière du canal tel que la valvule de Porak par exemple ; et 2° les *oblitérations prématurées du trou de Botal*. Dans un cas cité par Bar une insuffisance tricuspidienne congénitale avait amené de l'hydramnios sans arriver à l'ascite. Une *tumeur sur la veine porte* sera évidemment (Herman) une cause productrice. Il est en outre quelques cas d'ascite avec péritonite dont l'étiologiste serait tenté de chercher la raison dans une *inflammation primitive de la séreuse péritonéale*, parce que toute autre explication fait défaut et que d'ailleurs l'on ne voit pas bien pourquoi l'inflammation franche admise chez l'adulte ne le serait pas aussi chez le fœtus.

3° Peut-on trouver dans les annexes quelque cause d'ascite? La corrélation de la circulation fœtale et de la circulation placentaire est tellement intime que tout trouble de l'une doit retentir sur l'autre, et que l'on est fondé à admettre a priori la possibilité de cette origine. En fait, la coexistence fréquente (dix-huit fois sur les

quatre-vingts observations dépouillées) de l'hydropisie
du péritoine et de l'hydropisie des annexes et le cas si
remarquable de genèse placentaire de Truzzi ne laissent
plus de doute à cet égard. Sans entrer dans le détail
du mécanisme, nous dirons que *toutes les causes de
gêne dans la circulation placentaire* : — insertion vélamenteuse du cordon, procès inflammatoire ou dégénérescence chronique du placenta, etc., — peuvent avoir pour
résultat d'abord l'hydramnios, ensuite les hydropisies
œtales, entre lesquelles l'ascite.

4° Des influences extérieures signalées par l'imagi-
nation des auteurs et la fantaisie des accouchées,
deux nous paraissent pouvoir être retenues, l'une, l'*impaludisme* (cas de Trenel), comme hypothèse plus que
problématique, l'autre, le *trauma* — chute, coup, — à
titre d'interprétation possible de certaines péritonites à
épanchement sans autre cause appréciable.

PATHOGÉNIE

Les développements donnés à cette partie de leur
thèse par Van Gelder et Poirier de Narçay, l'attention
toute particulière que nous avons mise nous-même à
essayer de faire ressortir la genèse de chacun de nos cas
d'ascite, et le quasi double emploi de ce chapitre après
celui qui précède vu les liens étroits qui rapprochent et
souvent confondent les causes étiologiques et les causes
pathogéniques, nous permettront d'être bref sur ce sujet.
Jamais d'ailleurs nous ne fûmes mieux en plein pays
noir, jamais notre ignorance sur la physiologie du fœtus

ne s'est fait plus cruellement sentir. Comment apprécier en effet les vices et les défauts d'un instrument, si l'on ne connaît pas le fonctionnement de ses rouages?

Il est deux grands ordres de causes hydropigènes auxquelles nous allons essayer de rattacher toutes les origines diverses et les mille mécanismes de développement que l'on a signalés pour l'ascite congénitale. Dans un premier groupe, le plus nombreux, nous classerons les causes par trouble de l'hydraulique circulatoire; dans un second, celles qui sont constituées par une dyscrasie sanguine.

A. — Ascites mécaniques. — Une subdivision nous paraît nécessaire. On s'explique en effet que l'augmentation de la tension sanguine dans les capillaires veineux, cause prochaine de l'épanchement séreux, peut être tantôt un résultat actif, tantôt un résultat passif, c'est-à-dire que dans certains cas elle sera due à une exagération générale ou locale de la pression intravasculaire, et dans d'autres cas elle sera l'effet d'une diminution dans l'absorption veineuse.

1° Prenez un tube élastique et y introduisez la quantité d'eau qu'il est capable de contenir normalement; puis, par un mode quelconque, ajoutez un surplus variable de liquide : la pression presque nulle dans le tube au premier moment s'accroîtra généralement et dans un rapport direct, à mesure qu'augmenteront les proportions du liquide. De même pour le sang et l'immense tube élastique qui le contient. Que, par un processus quelconque, les quelques cents grammes qu'en renferme l'appareil circulatoire du fœtus viennent à recevoir une augmentation notable, et la pression intravasculaire va s'élever d'une façon *générale*, amenant avec elle un accroissement de la tension dans les radicules veineuses originelles. Or, n'avons-nous pas ces conditions réalisées de toutes pièces dans les cas de *rétention d'urine* concomitant à l'ascite, où l'on rencontre en même temps des dégénérescences rénales, qui ont fatalement pour effet, en supprimant la sécrétion urinaire, de produire une augmentation anormale, continuellement croissante et spécialement liquide de la totalité sanguine ? Maintenant, pourquoi la genèse hydropique réalise-t-elle son effet plutôt dans le péritoine qu'en tout autre point du corps ? il est difficile de le préciser ; cependant, on peut admettre que la compression par la vessie dilatée des veines intra-abdominales les prédispose à l'exosmose séreuse, que le voisinage de la cause de tout le mal établit le péritoine en un état d'infériorité marquée vis-à-vis des autres régions, et qu'en outre les inflammations locales qu'on rencontre si souvent dans ces cas font de plus en plus de la séreuse abdominale un locus minoris resistentiæ, en même temps qu'elles peuvent entrer pour une part toute personnelle dans la production de l'ascite. — La *péritonite*, en effet, quelle que soit sa cause : propagation d'inflammation voisine, productions néoplasiques à la surface de la séreuse, etc., va amener l'imperméabilité d'un certain nombre de capillaires et dès lors une fluxion collatérale, une augmentation *locale* active de la pression intravasculaire. Un épanchement s'ensuivra, qui eût été chez l'adulte peu abondant, fibrineux, purulent même, et qui chez le fœtus, où pullulent les maladies chroniques, les déterminations spécifiques, les diathèses, revêtira souvent toutes les apparences de l'ascite. Ajoutons d'ailleurs que nous n'avons exclu de notre cadre aucun épanchement pour quelques traces d'inflammation aiguë quand tous les autres caractères de l'ascite s'y trouvaient, et que nous y faisons même rentrer le cas de Simpson, où le liquide était purulent, mais assez considérable pour créer un obstacle sérieux à l'accouchement.

2° A côté de ces inflammations de la séreuse, très-fréquentes, très-importantes, on ne peut le nier, au point de vue spécial qui nous occupe, se présentent nombre de cas où la péritonite est absente ou insignifiante et où le rôle principal est joué par la *stase veineuse* proprement dite. Nous parlons de ces faits où l'on rencontre soit sur la veine porte, soit sur le canal veineux, soit même sur le trajet de la veine ombilicale, soit enfin sur leurs ramifications, un obstacle à leur cours, qu'il vienne de l'extérieur ou appartienne au vaisseau lui-même, qu'il en obture complètement la lumière et y arrête tout écoulement ou qu'il en diminue simplement le calibre et y ralentisse ainsi le courant circulatoire. C'est dans cet ordre de causes que nous devons placer : les *tumeurs sur le trajet de la veine porte* (Herman : kyste de la capsule surrénale droite); les altérations hépatiques (*cirrhose atrophique type* : XII, XV, et *cirrhose mixte d'origine spécifique* : Porak, Aubenas, Jacobi (1),) qui par des processus différents : inflammation et crétification des

----

(1) *The Medical Record*, 1879.

parois vasculaires, prolifération envahissante du tissu
conjonctif, etc., amènent l'étouffement des vaisseux intrahépatiques ; et peut-être aussi certaines *dégénérescences
de la rate* mal définies (Gottel (1), Depaul, Petit-Mengin,
Trénel). C'est encore ici le moment de mentionner ces
cas où l'ascite est bien toujours le fait d'une stase dans
les radicules portes, mais où la cause de ce ralentisse-
ment est plus indirecte, plus lointaine, et n'arrive à l'ascite que par une série de cascades dont nous avons donné
les détails au cours de nos observations : chez le fœtus :
lésions du cœur droit et spécialement *oblitération préma-
turée du trou de Botal*; dans les annexes : *insertion vélamenteuse du cordon, dégénérescence placentaire ;* chez la
mère : *cardiopathies.*

B. **Ascites dyscrasiques.** — Toutes les causes qui
amèneront dans le sang de la mère et, dès lors, dans le
sang du fœtus, un état d'hypoalbuminose, accroîtront les
qualités de diffusibilité de ce dernier et favoriseront la
transsudation séreuse. Deux moyens d'arriver à ce résultat : défaut d'apport des matières albuminoïdes ou perte
exagérée de l'albumine. Toutes les cachexies, toutes les
diathèses anémiantes pourraient être incriminées à des
degrés divers dans le 1ᵉʳ ordre des causes par hypoalbuminose sanguine. Nous n'en retiendrons que trois : la
syphilis avant toutes, puis la *tuberculose* et le *diabète.*
Dans le second ordre nous ne voyons guère que l'*albuminurie.* Du rang d'accusées pouvons-nous faire passer
ces dyscrasies à celui de coupables? Les preuves évi-

____

(1) *Journal de Græfe et Walther.* т. **XXVI.** 1837.

dentes nous manquent; mais nous sommes tout disposé
à croire que les premières jouent tout au moins le rôle
de causes prédominantes, de causes adjuvantes, dans
un grand nombre de cas, et que la dernière, principalement dans les faits où mère et fœtus sont atteints simul-
tanément et où celui-ci présente même des hydropisies
multiples (Smith, Sanger, Klebs (1), De la Motte, Basset
Seulen, VI), a des droits sérieux à revendiquer la paternité directe de l'ascite.

SYMPTOMATOLOGIE

Pendant la grossesse, le tableau clinique se présente
sous deux aspects bien différents.

Dans la plupart des cas, l'ascite évolue silencieuse-
ment, et l'on arrive au moment des premières douleurs sans que rien ait éveillé les soupçons de la mère ou
de l'accoucheur ni même attiré leur attention, si ce n'est
peut-être la rareté et quelquefois la disparition des
mouvements du fœtus.

Mais dans un certain nombre de faits — un quart environ — la page historique s'allonge, le tableau se charge.
Vers le quatrième ou le cinquième mois, très rapidement, la femme voit son ventre grossir d'une façon dé-
mesurée et atteindre des dimensions qui peuvent à six
mois égaler celles d'un ventre à terme. La tension est
d'autant plus grande, le volume d'autant plus considérable que l'hypertrophie fœtale n'est pas toujours seule
en cause, mais que fréquemment — 18/80 — il vient s'y

---

(1) Bar. Thèse de Paris, 1881.

adjoindre une hydropisie de l'amnios. Ne tardent pas à apparaître les troubles fonctionnels inséparables de ce volume exagéré du ventre, tant du côté des voies digestives : douleurs épigastriques, vomissements, constipation, que du côté des poumons : lassitude, essoufflement, dyspnée, et de l'appareil circulatoire : varices, infiltration des membres inférieurs, œdème de la paroi abdominale. En même temps ou sans tarder, les trois signes ordinaires de certitude gravidique s'obscurcissent ou s'effacent complètement. C'est d'abord le ballottement fœtal qui cesse d'être perceptible, par suite des connexions intimes contractées par la masse fœtale et les parois utérines, à moins que l'hydramnios ne vienne rétablir les conditions ordinaires de libre oscillation du fœtus dans le liquide. Puis les mouvements actifs s'atténuent, s'espacent — indice de souffrance —, et peuvent même disparaître quelque temps avant l'accouchement. Dans ces derniers cas, assez rares d'ailleurs, où du stade pathologique l'enfant a passé à l'état de mort dès le sein de sa mère, les doubles battements suivent évidemment la destinée des mouvements actifs et ne peuvent plus être perçus. Si, à ces symptômes fonctionnels et aux signes de la vue et de l'auscultation, on veut ajouter les renseignements du palper, et que l'hydramnios ne vienne pas jeter un obstacle infranchissable entre l'enfant et la main qui déprime le ventre, on peut, dans certains cas, sentir une masse volumineuse, limitée latéralement par deux plans de consistance et de forme variables, l'un, uni, résistant : c'est le dos, l'autre globuleux, dépressible, fluctuant : c'est le ventre, et aux extrémités de laquelle on reconnaît assez bien d'un côté les caractères du sphéroïde crânien, mais où il est impossible de trouver de l'autre les petites parties constituées par les membres, qui sont ou masqués par la tumeur abdominale ou incrustés dans ses parois.

L'heure de l'accouchement est arrivée ; et presque toujours elle sonne avant le terme des neuf mois. La dualité de physionomie symptomatique que nous a présentée la grossesse se retrouve *à l'accouchement*. Ordinairement le travail s'accomplit d'une façon normale, et se termine assez rapidement par l'expulsion spontanée d'un fœtus déjà mort ou qui ne tarde pas à succomber.

Tout autres sont les péripéties du travail dans quelques cas, les mêmes en général que ceux dont nous avons esquissé l'histoire incidentée pendant la grossesse. Les premières douleurs ont apparu il y a nombre d'heures, la dilatation est complète depuis longtemps, les eaux ont coulé plus ou moins abondamment, le ventre est resté très volumineux, et la présentation ne s'engage pas, ou tout au moins ne le fait-elle qu'avec lenteur pour s'arrêter tout à coup sans progresser d'une ligne sous les efforts les plus énergiques de la parturiente. Celle-ci s'inquiète et réclame du secours. L'accoucheur appelé se conduit alors de deux façons bien différentes. Ou bien, sans apporter à l'interprétation des faits toute l'attention nécessaire, il s'occupe sans plus tarder d'exercer sur la partie qui se présente des tractions soit avec la main, soit avec le forceps, qui réussissent quelquefois à extraire le fœtus, mais n'aboutissent souvent qu'à traumatiser la mère et à mutiler l'enfant. Ou bien, et c'est heureusement le cas le plus fréquent, après une étude sérieuse des symptômes, il complète son diagnostic par le toucher, et constatant alors que tout l'obstacle réside dans le ventre du fœtus distendu par du liquide, il n'insiste pas sur les tractions si même il en essaie, mais va crever avec un instrument approprié la tumeur qui s'affaisse en donnant une quantité variable de sérosité citrine ; et l'on voit bientôt, sans autre intervention, l'enfant apparaître spontanément à la vulve.

DIAGNOSTIC

L'ascite dystocique est évidemment la seule en cause dans ce chapitre : seule elle provoque l'attention et les recherches de l'accoucheur, seule elle nécessitera son intervention opératoire, seule dès lors elle présente un intérêt diagnostique.

Pendant la grossesse, en présence d'une femme dont le ventre a pris subitement vers son quatrième ou cinquième mois un développement insolite et déterminé consécutivement de l'œdème des régions inférieures et des troubles respiratoires, si le ventre est reconnu distendu par une collection liquide intra-utérine, et surtout si des grossesses antérieures ont donné prématurément, sous l'influence ordinaire de l'infection syphilitique, des fœtus mort-nés ou non-viables, des soupçons pourront naître dans l'esprit de celui qui l'examine ; les soupçons ne tarderont pas à se changer en quelque apparence de probabilités, si l'absence de fluctuation générale et superficielle dans cet utérus distendu et si la sensation rapprochée des

parties fœtales et leur immobilisation presque absolue
fait rejeter l'idée d'hydramnios, en même temps que la
perception des doubles battements écartera l'hypothèse
de môle hydatique ; enfin, aux dernières heures de la
grossesse, les signes de souffrances du fœtus : disparition des mouvements actifs, arrêt du cœur, ajouteront
à la conception de collection liquide fœtale la notion de
production pathologique grave, et si le palper est assez
heureux pour constater dans les deux plans latéraux du
fœtus les différences de caractères que nous avons décrites, les probabilités s'accroîtront encore, et le champ
des hypothèses sera restreint aux seules productions
liquides abdominales ou périnéales, entre lesquelles,
comme la plus fréquente, l'ascite aura le privilège du
choix.

Au moment du travail, le diagnostic pourra se compléter ou se confirmer. Que son attention soit déjà
tournée vers l'ascite par la constatation des symptômes
qui précèdent, ou que rien n'en ait encore éveillé le
soupçon dans son esprit, voici comment l'accoucheur
sera amené à poser son diagnostic. Les eaux ont coulé,
le ventre reste énorme, la présentation s'est plus ou
moins engagée, puis elle s'est arrêtée subitement sans
cause de dystocie maternelle. L'accoucheur préoccupé
demande aux sources ordinaires de renseignements le
pourquoi de ces symptômes. Par suite de la tétanisation
fréquente de l'utérus et de l'arrivée derrière le pubis
d'une partie de la présentation, le palper ne donne que
des résultats peu significatifs ; l'auscultation ne peut
révéler que l'unité du fœtus ou son état de souffrance ;

au toucher revient toute la charge et tout le mérite du.
diagnostic. Donc, la main de l'accoucheur introduite
dans le vagin va suivre le plan le plus accessible du
fœtus et remonter jusqu'à ce qu'elle se trouve arrêtée
par l'obstacle qui empêche la progression. Quand la
tête se présente, son arrêt dans le canal vaginal dont
elle remplit toute la cavité peut rendre impossible le
passage des doigts, et l'on devra attendre l'arrivée des
épaules à la vulve. Si c'est le siège au contraire, l'in-
troduction sera aisée, et l'on constatera alors, au-dessus
des membres inférieurs ordinairement émaciés et parfois infiltrés, une tumeur vaguement globuleuse, tendue
et résistante pendant les contractions, dépressible et
fluctuante pendant les intervalles, occupant tout le plan
antérieur du fœtus avec lequel elle fait corps et portant
à son centre l'insertion facilement reconnaissable du
cordon : tous les caractères en un mot d'une collection
liquide appartenant à l'abdomen du fœtus.

Ici un départ est à faire. Sans nous arrêter aux reins
kystiques dont la fluctuation est obscure, souvent absente
et dont la dualité fréquente donne au ventre un aspect
bilobé, et après avoir simplement mentionné la possibilité
moins que rare de tumeurs enkystées, et dès lors parfaitement localisées, soit des parois, soit de l'intérieur
de l'abdomen, nous devons essayer de distinguer le
ventre ascitique de la vessie distendue par l'urine. Le
diagnostic est difficile : dans les deux cas, les parois abdominales se soulèvent en tumeur fluctuante, arrondie,
mais un peu moins étalée et plus concentrée aux alen-
tours du pubis dans la rétention d'urine ; chez celle-ci,

en outre, la coexistence assez fréquente des hydronéphroses ajoute à la grande tumeur centrale deux autres
petites tumeurs latérales; en plus, dans l'ascite, les
parois abdominales ordinairement amincies donnent au
doigt une sensation de flot plus immédiate, plus rapprochée, que dans la rétention d'urine où la dilatation
des parois vésicales s'accompagne d'hypertrophie; enfin,
si le fœtus est un garçon, il peut présenter un scrotum
distendu par un épanchement de sérosité, une double
hydrocèle d'origine péritonéale, qui lèvera tous les
doutes. Néanmoins, les confusions entre la rétention
d'urine et l'ascite ont été et seront toujours fréquentes,
peu regrettables d'ailleurs, puisque ces deux lésions
sont également justiciables du trocart, à qui appartiendra
le dernier mot dans le diagnostic comme dans le traitement.

PRONOSTIC

Au point de vue de l'accouchement en lui-même,
l'ascite ne joue pas un rôle aussi noir qu'on serait tenté
de le supposer après la lecture de tel ou tel effrayant
récit d'un cas de dystocie qui lui est personnel. En réalité, trois fois sur quatre, la petitesse du fœtus aidant,
l'accouchement se termine d'une façon spontanée. Et
dans les faits de dystocie qui lui appartiennent, sans
épouser l'optimisme de De la Motte qui se moquait agréa-
blement du petit couteau de Mauriceau et prétendait
que de simples tractions venaient sûrement à bout des
ventres les plus ascitiques, nous voyons que rarement

elle apporte un obstacle grave à l'expulsion du fœtus et que toujours la ponction en a triomphé sur l'heure. Son influence sur la présentation est incontestable et doit être attribuée à la petitesse du fœtus et surtout à l'hydramnios concomitant; cette influence se traduit par douze présentations du siège, trois de la face et une de l'épaule sur quatre-vingts cas d'ascite compulsés par nous.

En dehors des troubles variés que l'ampliation exagérée du ventre développe chez elle pendant la grossesse, la mère voit s'assombrir le pronostic personnel de l'accouchement. Si l'enfant se présente par le siège, le diagnostic est en général plus tôt et plus facilement posé, et une intervention appropriée fait bientôt rentrer les choses dans les conditions ordinaires. Mais si la présentation se fait par la tête, celle-ci masque souvent le corps du délit, empêche ou retarde le diagnostic, gêne l'opérateur et le contraint à des interventions longues et compliquées. C'est dans ces cas que l'on voit la femme passer des journées entières à se consumer en efforts inutiles et que l'on assiste à ces scènes de manœuvres violentes et sanglantes dont l'enfant ne sort qu'en lambeaux et la mère épuisée et souvent blessée. Aussi, les suites des couches ne sont-elles pas toujours simples; sur trente-cinq cas où nous avons pu recueillir des indications à ce sujet, on trouve trois morts dont deux par rupture utérine, cinq fois des états pathologiques précisés : eschares vulvaires, métro-péritonite, pneumonie infectieuse, déchirure du périnée, et dans huit autres observations on parle — fait significatif — d'un séjour de plusieurs semaines à l'hôpital après l'accouchement.

Pour l'enfant, n'était le cas de Crandall, nous dirions que le pronostic est absolument fatal. C'est le seul cas de viabilité réelle. Venu avant terme huit fois sur dix, presque toujours atteint de vices de conformation ou de lésions organiques plus ou moins graves, ayant maintes fois subi des interventions opératoires dont la ponction est une des plus légères, il meurt avant ou pendant le travail deux fois sur trois environ, et sa survie n'est, dans les cas heureux, que de quelques minutes à quelques heures.

TRAITEMENT

L'ascite fœtale est si rarement reconnue pendant la grossesse, ses causes sont si variées et si mystérieuses, ce syndrôme est par lui-même si rebelle à toute thérapeutique, et le fœtus se dérobe si bien à notre influence, que songer à traiter et guérir l'enfant au sein de sa mère serait pure outrecuidance et simple fantaisie. L'étude des faits de la grossesse nous apporte cependant deux indications à remplir, qui affèrent plus ou moins directement à la thérapeutique de l'ascite congénitale. L'une ressort de la coexistence fréquente de cette lésion avec l'albuminurie et surtout la syphilis maternelles, et nous engage à redoubler de soins et d'efforts dans le traitement de ces deux affections, aussi bien d'ailleurs avant que pendant la grossesse. L'autre a trait aux troubles fonctionnels occasionnés chez la mère par l'ampliation de l'abdomen, troubles qui, après avoir frappé la santé générale, peuvent atteindre plus particulièrement l'évolution de la grossesse, altérer la nutrition du fœtus, et pour lesquels il y aura lieu d'instituer une thérapeutique appropriée.

Mais l'ascite est constituée, l'accouchement est en train : que devons-nous faire? Un grand principe, fondé sur les chances presque nulles de survie pour l'enfant, doit nous guider dans le choix de notre mode d'intervention : sacrifier absolument le fœtus à la mère. Loin de nous dès lors la timorée pratique de temporisation et d'abstention jusqu'à cessation des battements, mais une intervention active et énergique qui sauve la mère, même au grand dommage de l'enfant. Nous devons tâcher néanmoins de sauvegarder au mieux les intérêts de celui-ci, et pour cela nous allons faire un départ entre les cas — A — où l'enfant est encore vivant au moment du travail et ceux — B — où il a déjà succombé.

A. —Quand le liquide est peu abondant, le fœtus remarquablement petit, les parties maternelles déjà préparées par des accouchements antérieurs, de simples tractions pourront quelquefois suffire. Pour les rendre plus efficaces, on essaiera des deux petites manœuvres suivantes : ou bien, pour augmenter le diamètre longitudinal de l'abdomen au détriment du transversal, on relèvera fortement pendant les tractions la partie exserte, surtout si c'est la tête et la poitrine ; ou bien on opérera sur cette partie de petits mouvements de latéralité, qui concentreront le liquide en des points différents de l'abdomen et permettront ainsi le dégagement successif des régions momentanément dégonflées. Si les tractions, exercées d'une main prudente, ne sont pas rapidement couronnées de succès, n'insistons pas et songeons à autre chose. Un moyen s'impose alors, évident et efficace : c'est de vider la cavité abdominale. Mais le procédé employé variera avec les circonstances.

1er *cas* : la tête se présente. Si elle est peu engagée, on essaiera de la repousser doucement et de pratiquer la version podalique, puis les choses se passeront comme dans la présentation pelvienne. Si l'on échoue, on glissera entre la paroi vaginale et le pariétal le plus accessible tout ou partie de la main, qui, après avoir remonté le long du côté homologue du tronc, arrivée au niveau de l'obstacle, se détournera vers le plan abdominal du fœtus, où, reconnaissance faite du cordon, elle pratiquera la paracentèse. Mais la main est arrêtée au niveau de la tête : compléter le dégagement de celle-ci hors de la vulve par quelques tractions modérées de forceps ou recourir à la décollation ; — l'arrêt se fait au niveau des épaules : ouvrir le thorax et arriver à l'abdomen par la voie diaphragmatique, avec ou sans éviscération préalable.

2° *cas* : les épaules se présentent. Une seule observation : par le bras procident, on atteignit et ponctionna facilement la tumeur abdominale, mais l'on dut pratiquer la version podalique, après la sortie du liquide.

3e *cas* : présentation pelvienne. Si le scrotum apparaît, gonflé par une double hydrocèle, la ponction ou l'incision pratiquée au point le plus saillant a vite fait de vider et la vaginale et le péritoine. Si les pieds s'engagent les premiers, l'arrêt sera plus tardif, la jambe et la cuisse présenteront une voie conductrice à la main, le ventre sera aisément accessible et la paracentèse facile.

Quel sera le mode opératoire pour vider le péritoine? L'instrument de choix sera évidemment un trocart, de préférence un peu courbe, allongé, aplati sur deux de ses faces; le lieu d'élection, la moitié inférieure de l'abdomen, et spécialement les environs de l'insertion funiculaire. Le trauma sera ainsi le moins grave possible et ménagera les organes importants de la partie supérieure du ventre. Mais ce n'est là qu'un désidératum qui sera souvent irréalisable, et de même qu'à défaut de trocart on sera autorisé à se servir au besoin d'un long bistouri entouré de linge, d'un crochet aigu, de ciseaux, d'une baguette flexible suffisamment aiguisée et résistante, ou même de son propre doigt, ainsi la paracentèse sera pratiquée sur le point accessible quel qu'il soit des parois abdominales, fût-ce même, comme nous l'avons vu, sur la voûte diaphragmatique.

B. — Quand l'enfant sera mort, sans se départir systématiquement des règles indiquées, la voie la plus courte, le point le plus commode, l'instrument le plus simple, en un mot le mode opératoire le moins dangereux pour la mère, auront évidemment les préférences.

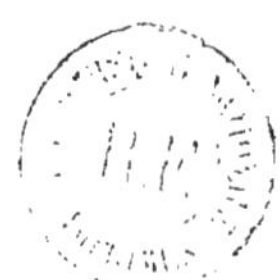

Paris. — A. PARENT, imp. de la Fac. de méd., A. DAVY, succ.
52, rue Madame, et rue Corneille, 3.

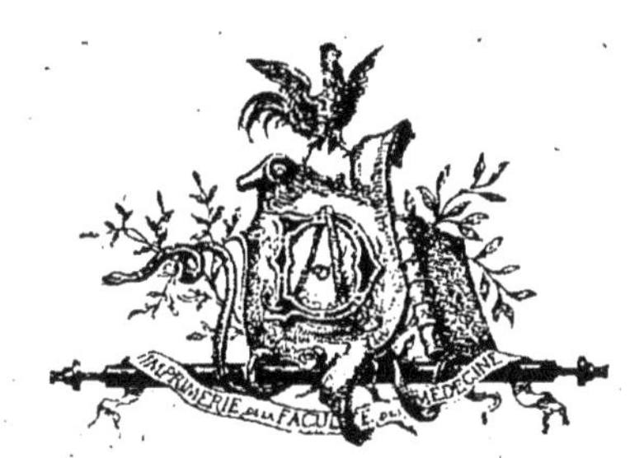

IMPRIMERIE DE LA FACULTÉ DE MÉDECINE

9 782019 233334